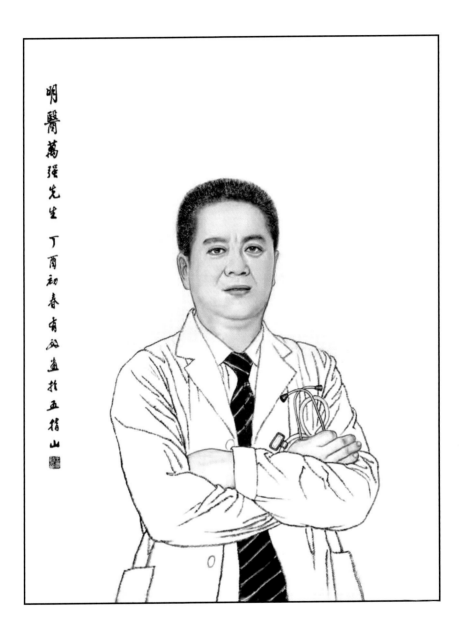

明医万强（王有政画）

作者简介

万强，西安市中医医院脾胃病科主任医师，硕士研究生导师，西安市首届名中医。任中华中医药学会脾胃病分会委员，中国中药协会黏膜修复药物研究专业委员会常务委员，陕西中医药学会内科分会委员，陕西省中西医结合学会第一届消化专业委员会常务委员，陕西省预防医学会微生态专业委员会委员，陕西省中医药学会脾胃病专业委员会副主任委员，中华消化心身联盟陕西省委员会首届理事，西安市传统医学研究会副理事长，陕西省国际医学文化交流促进会消化专业委员会委员，西安市中医学会脾胃病专业委员会副主任委员，陕西省保健协会膏方专业委员会委员。学术上遵《内经》，效《伤寒》，博众家，法阴阳，以八纲、脏腑、卫气营血、六经等为辨证，师古不泥古，结合现代病的病因及发病机制，随证变化加减，在脾胃病等方面形成了自己独特的思想，在疑难病、杂症的治疗上，以阴阳为指导，调理阴阳偏胜，效如桴鼓。研制院内制剂4种，即"萎缩性胃炎颗粒冲剂""愈溃宁胶囊""结肠炎灌肠液""胃康壮体口服液"，临床应用近30年，效果显著，其中2个制剂立项课题研究。

半夏泻心汤治疗杂病医案集

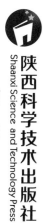

陕西新华出版传媒集团
陕西科学技术出版社
Shaanxi Science and Technology Press

——西 安——

◎ 万 强 著

图书在版编目(CIP)数据

半夏泻心汤治疗杂病医案集／万强著. — 西安：
陕西科学技术出版社，2022.3
ISBN 978-7-5369-8191-1

Ⅰ.①半… Ⅱ.①万… Ⅲ.①半夏泻心汤－研究
Ⅳ.①R286

中国版本图书馆 CIP 数据核字(2021)第 150471 号

半夏泻心汤治疗杂病医案集

BANXIAXIEXINTANG ZHILIAO ZABING YI'ANJI

万强 著

责任编辑	耿 奕	
封面设计	朵云文化	

出 版 者　陕西新华出版传媒集团　　陕西科学技术出版社
　　　　　西安市曲江新区登高路 1388 号陕西新华出版传媒产业大厦 B 座
　　　　　电话(029)81205187　传真(029)81205155　邮编 710061
　　　　　http://www.snstp.com
发 行 者　陕西新华出版传媒集团　　陕西科学技术出版社
　　　　　电话(029)81205180　81206809
印　　刷　陕西金和印务有限公司
规　　格　720mm×1000mm　16 开本
印　　张　9　插页 2
字　　数　121 千字
版　　次　2022 年 3 月第 1 版
　　　　　2022 年 3 月第 1 次印刷
书　　号　ISBN 978-7-5369-8191-1
定　　价　128.00 元

序

　　杂者杂乱无章，即无明显归属哪一脏哪一腑，哪一科哪一专业，有的似可归属多脏多腑，也就是门诊归属多科，无明确首选归属。这类患者往往不知在哪一科就医，到处求医，往往也不效，故多年不愈。大病急病，犹如快刀割肉一样，效与不效，立竿见影；而慢性疾病，犹如钝刀割肉，只割不下，甚是痛苦，此类患者在多处治疗不效转诊到我处。对不效患者，医有甚者将此类患者归为"逛医"，打入冷宫，还有的认为精神类疾病中医称之为郁证（西医称之为焦虑症、抑郁症）。杂病还有另一个特征，即常规思维模式和治疗方法不效，这就需要换个角度去考虑去治疗。针对各种杂病，依中医治病必求于本，本即阴阳，循症求证解之，皆获效也；而本人又以半夏泻心汤为主治疗，该方调寒热，但经加味演化实不单调寒热，还调升降、虚实，而寒热、虚实、升降皆阴阳也。经方半夏泻心汤是调理脾胃的好方，本人即在脾胃科，用之已30余年，后感其灵效，试试杂症，效也好，如车轮过后有车辙，效即显应，故时常遇不效之杂症也就多用，用多了更好用，在此总结半夏泻心汤在脾胃杂病中的应用。因脾胃病大多都可依方循症治之，而杂症无从着手治疗，学生谏言著书让更多的人学习掌握应用，然30年来仅认为是一般医者该做的事，未重视收集资料，突然要整理了，仅收集到近3年的病例资料。所幸本人利用假日还在中医馆堂坐诊10余年，这里是纯中医药治疗，且积累了很多病源，源源不断的新病患，相比医院更有说服力。在医院我收集的病例，初诊都不应用西药和中成药，这样的病例才有价值，这也是门诊病案多，住院医案少的原因（住院患者不可能不用西药和针剂，中西医结合治疗不做医案收入），故著书以供参考。理解者若能鉴之而后效用之，且取效，乃我之愿也，患者之福也。升华者，则是调中大法的拓创人，我才浅文淡，又不参考引证（此点即调大中理论，还没有人明确提出并应用几十年的），期望解者更全叙之论之。

徐大椿《用药如用兵论》，我用方如行拳用架势，一拳百十架势，而制人的架势也就一招两势尔。昔有（郭云深）"半步崩拳打天下"，今我用"半夏泻心汤行医涯"，在此总结我应用经方30多年的一点体悟，请斧正（在此谈一方治百病的实践，正符合中医之思维，一方治多病，百病用一方的现实）。

中者，正道也。半夏泻心汤治中，非中焦脾胃之中，乃人身上下左右之中，这点在跋中论述。

万强

2021年9月

前　言

　　看病如打靶，明明瞄准了靶心，但打后环数低，甚至往往脱靶，就像对病的诊断、认识、用药都正确，但就是无效一样，临床上很多常见病、多发病治疗无效是事实，至于疑难杂症无效的就更多了。这类不效的病人辗转多家医院，多人诊治，这类病人经常转诊或介绍过来，诊后辄愈，拿这类病例给学生讲，分析无效的原因，取效的原因，分析病情病例，甚至别人用了一方无效，我们用了有效，这就是一点之差，犹如故事"康熙学字几十年，只有一点像赵涵"。这说明，人是有体质阴阳偏胜、体质强弱、特殊体质等区别的，这些在诊疗过程中都要考虑。尤其是不效的病例，人与人之间的差距很小，但就是那么一点之差，是取效的关键。中医的处方用药，是同样的道理，一方他人用了无效，而我有效，把这有效的差距着力点告诉学生，他们恍然大悟，这就是"迷"与"悟"只是一念之差，况且金代易水学派创始人张元素尝谓："运气不齐，古今异轨，古方今病，不相能也。"并不是古方不能治今病，而是今病的特点不同于古之病，所以要在古方基础上进行加减变化。变是正理，死守古方则拘泥，难应对今病。再者，学生们常说，临床有疗效，但就是不知其理，就像模糊数学一样，第一步知道有效，第二步仿效用之，第三步提升到理论高度，这就是实践到理论，再以理论指导实践，反反复复，才能体悟到真谛。学生胡桂侠等多次提出总结整理病例资料，不但自己可以看懂、会用并提高，还可使其他同仁受益，故才开始收集有效特殊病例，通过拍照留取原始资料（病历资料和检查资料），用微信导入电脑，再通过优盘、Y－Disk 导入手机 WPS Office，可在手机上随时随地编辑修改，这样书在脑中，思在书中，书在手中，突然出现的闪光点就可以随时记录添加，这种操作编写，无工作室的同仁可效仿。在这过程中，学生（近3年的学生）们帮助完成电脑系统工作和整理部分医案，他们是名医师承生：胡桂侠、张迎、张鹏，研究生：李艳威、刘胜、孙静，临床规培生：秦瑞、刘若男、徐利丹、张志玉、周亚飞等。大体定稿后，他们和同事孙洁、乔会侠等，又对书稿进行校对，在此一并表示衷心感谢！

作者

2021年9月

目 录

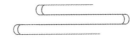

一、半夏泻心汤概述

　　半夏泻心汤，出自《伤寒论》第149条："伤寒五六日，呕而发热者，柴胡汤证具，而以他药下之，柴胡证仍在者，复与柴胡汤。此虽已下之，不为逆，必蒸蒸而振，却发热汗出而解。若心下满而硬痛者，此为结胸也，大陷胸汤主之。但满而不痛者，此为痞，柴胡不中与之，宜半夏泻心汤。"半夏泻心汤是治疗中气虚弱，寒热错杂，升降失常导致胃肠不和的常用处方，是体现调和寒热，辛开苦降治法的代表方。临床应用以心下痞满、呕吐泻利、苔腻微黄为辨证要点。现代医家常用于治疗慢性浅表性胃炎、幽门螺杆菌感染、慢性萎缩性胃炎、胆汁反流性胃炎、胃癌前病变、疣状胃炎等，随证加减，效果明显。但其临床适应证已不再局限于原文主症，也不局限于消化系统疾病，此方广泛应用于多系统疾病，包括诸多消化系统疾病及非消化系统疾病。虽然此方在目前的教科书中为治疗寒热错杂之痞证，但在临床实际应用中却不单单局限于寒热错杂证，亦不局限于痞证。通过对古代及现代文献的查阅及实际临床应用，可知半夏泻心汤的临床适应证并非局限于寒热错杂之痞证，其对各系统疾病均有明显疗效。

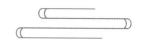

二、半夏泻心汤方解

　　半夏泻心汤系治疗小柴胡汤证误行泻下，损伤中阳，少阳邪热内陷，致寒热错杂之证，而成心下痞。方中以辛温之半夏为君，散结除痞，降逆止呕；臣以辛热之干姜温中散寒；黄芩、黄连苦寒泄热开痞。以上4味相伍，共奏寒热平调，辛开苦降之功。然寒热错杂，又源于中虚失运，故方中又以人参、大枣甘温益气，以补脾虚，为佐药。使以甘草补脾和中而调诸药。本方配伍特点：寒热并用、辛开苦降、补泻兼施。辛开苦降指用辛味药如半夏、干姜开结散寒，配合苦味药如黄芩、黄连以降泄除热，用于治疗寒热互结之痞证的药方，临床多用于治疗消化系统疾患。

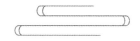

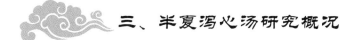 三、半夏泻心汤研究概况

半夏泻心汤现代主要用于消化系统疾病，但据研究表明，在符合半夏泻心汤证的其他系统疾病中也广泛应用且疗效显著。

半夏泻心汤证本病病位在脾胃，脾胃失和，气机升降失调是此方证的主要病机，在《刘渡舟论伤寒》中有很明显的体现，如"由脾胃阴阳之气不调而起，阴不得阳则生寒，脾寒不升则作泻，阳不得阴则生热，胃热不降则上逆"。

半夏泻心汤现代主要用于消化系统疾病。半夏泻心汤联合西药治疗消化系统疾病能提高 H. pylori 根除率，改善症状，减少复发。薛静[1]将 100 例慢性胃炎伴 H. pylori 感染者随机分为观察组和对照组，试验组使用半夏泻心汤联合含铋剂四联疗法治疗，对比 2 组治疗总有效率，并比较 2 组幽门螺杆菌根除率。结果：治疗总有效率对比试验组的 92.00%（46/50）高于对照组的 74.00%（37/50），组间差异显著（$P < 0.05$）。荀敏源[2]将 600 例慢性胃炎伴 Hp 感染者随机分为观察组和对照组，对照组选择单一西医四联疗法治疗，Hp 根除 270 例，根除率为 90.0%，观察组在对照组治疗基础上，增加半夏泻心汤加减治疗，根除率为 98.3%，观察组更优，组间比较有明显差异，差异有统计学意义（$P < 0.05$）。观察组治疗显效、有效人数高于对照组，无效人数低于对照组，组间比较有明显差

异，差异有统计学意义（$P < 0.05$）。卢美璘等[3]将 Hp 相关性胃炎患者 120 例按就诊顺序分为对照组、治疗组 2 组，每组 60 例，除去脱落病例，对照组完成 58 例，治疗组完成 57 例。对照组给予经验性四联疗法治疗，治疗组给予半夏泻心汤，用药 14d 后判定疗效。2 组均在停药后 1 个月复查 Hp。结果治疗组中医证候改善总有效率 91.23%，优于对照组的 53.45%（$P < 0.05$）；治疗后治疗组患者胃胀、胃痛、恶心呕吐、纳呆、大便异常、眠差中医症状积分与对照组比较，差异有统计学意义（$P < 0.05$）；治疗组 Hp 根除率 68.42%，对照组 82.76%，2 组比较差异无统计学意义（$P > 0.05$）。结论：半夏泻心汤对 Hp 有一定的抑杀作用，在改善患者胃胀、胃痛、恶心呕吐、纳呆、大便异常、眠差等临床症状方面明显优于四联疗法，且不良反应少于四联疗法。半夏泻心汤治疗慢性萎缩性胃炎研究。应瑛[4]应用加味半夏泻心汤治疗 CAG 取得较好疗效。结果显示，半夏泻心汤能明显改善胃脘胀痛、痞满烦闷、食少纳呆、嘈杂泛酸等症状，总有效率与症状积分均优于胃复春组（$P < 0.05$）。吕建兴[5]对对照组采用西药（胶体果胶、阿莫西林、泮托拉唑）治疗，治疗组采用半夏泻心汤合丹红注射液治疗。结果显示，治疗组临床疗效与 Hp 改善情况均优于对照组（$P < 0.05$）。说明半夏泻心汤合丹红注射液能改善 CAG 患者临床症状，缓解胃黏膜萎缩、肠化、不典型增生等情况。蔡峰海[6]给予对照组维酶素片治疗，治疗组在对照组治疗基础上加用半夏泻心汤加减治疗。结果显示，治疗组脘腹胀满、痞闷、嗳气、食欲不振等症状改善优于对照组（$P < 0.05$）。半夏泻心汤治疗消化性溃疡的临床研究。谭祖稳[7]应用加味半夏泻心汤治疗消化性溃疡疗效显著，结果表明，观察组患者的总有效率为 93.33%，高于对照组的 78.33%，差异具有统计学意义（$P < 0.05$）；观察组患者治疗后腹痛、腹胀、嗳气的中医症状积分低于对照组，差异具有统计学意义（$P < 0.05$）；观察组患者治疗后的 VEGF、bFGF 水平均显著高于对照组，且 IL-6 水平低于对照组，差异均具有统计学意义（$P < 0.05$）；观察

组患者治疗的不良反应发生率为 5.00%，低于对照组的 18.33%，差异具有统计学意义（$P < 0.05$）。结论：半夏泻心汤加减可以提高 PU 患者治疗的临床疗效，降低不良反应的发生。黄艳霞[8]应用加味半夏泻心汤治疗消化性溃疡结果显示：2 组治疗前症状积分、溃疡面积对比差异无统计学意义（$P > 0.05$），治疗后观察组优于对照组，差异对比具有统计学意义（$P < 0.05$）。对照组总有效率、复发率为 78.79% 和 16.67%，观察组总有效率、复发率为 93.83% 和 3.22%，对比均具有统计学意义（$P < 0.05$）。结论：半夏泻心汤加减治疗消化性溃疡对患者临床预后的改善十分显著，值得运用及推广。孙晓乐[9]应用加味半夏泻心汤治疗胃食管反流病结果表明，治疗后中医组泛酸、胃脘灼痛、胸痛累及两胁、口苦口干等症状积分明显低于对照组（$P < 0.05$）。中医组的总有效率为 95.0%，明显高于西医组的 80.0%（$P < 0.05$）。结论：胃食管反流病采用半夏泻心汤加减治疗的效果明显优于西医治疗，临床应用价值高。吴晖等[10]运用半夏泻心汤联合穴位贴敷治疗糖尿病性腹泻（DD）的临床效果及对肠道激素和肠道菌群的影响结果表明，治疗后，观察组的中医证候积分、血清 MTL 水平低于对照组，血清 SS 水平高于对照组（$P < 0.05$）。治疗后，2 组的双歧杆菌、拟杆菌菌落数量均增加，乳酸杆菌、肠球菌、肠杆菌及酵母菌菌落数量均减少，且观察组优于对照组（$P < 0.05$）。观察组的治疗总有效率高于对照组（$P < 0.05$）。结论：半夏泻心汤联合穴位贴敷治疗 DD 的临床效果显著，可改善患者临床症状，调节胃肠激素水平及肠道菌群。

从古至今，半夏泻心汤主要用于治疗消化系统疾病，但在其他系统疾病中也有应用，并有显著疗效。这正是中医异病同治理论的体现。中医强调整体治疗，辨证论治，故凡是存在脾胃不和、寒热互结、气机升降失调证候的疾病都可使用本方。

参考文献

[1]薛静.半夏泻心汤联合含铋剂四联疗法治疗慢性胃炎合并幽门螺杆菌

感染的临床效果分析[J].北方药学,2020,17(6):109-110.

[2]苟敏源.西医四联疗法结合半夏泻心汤加减治疗慢性胃炎患者幽门螺杆菌感染的临床效果分析[J].中西医结合心血管病电子杂志,2019,7(30):176.

[3]卢美璘,张印,李绍旦,等.半夏泻心汤化裁方治疗幽门螺杆菌相关性胃炎寒热错杂证的临床研究[J].北京中医药,2019,38(5):480-483.

[4]应瑛.加味半夏泻心汤治疗慢性萎缩性胃炎临床研究[J].新中医,2015,47(5):76-77.

[5]吕建兴.半夏泻心汤联合丹红注射液治疗萎缩性胃炎随机平行对照研究[J].实用中医内科杂志,2013,27(7s):68-70.

[6]蔡峰海.半夏泻心汤加减治疗萎缩性胃炎临床研究[J].中医学报,2014,29(1):99-100.

[7]谭祖稳,何惠锋,吴满珠.半夏泻心汤治疗消化性溃疡的效果观察[J].深圳中西医结合杂志,2020,30(15):34-35.

[8]黄艳霞.半夏泻心汤加减治疗消化性溃疡33例临床观察[J].中国民族民间医药,2020,29(7):92-94.

[9]孙晓乐.半夏泻心汤加减辛开苦降法治疗胃食管反流病的疗效观察[J].中国医药指南,2019,17(25):167.

[10]吴晖,吴诗青,胡龙涛.半夏泻心汤联合穴位贴敷治疗糖尿病性腹泻的临床效果及对肠道激素和肠道菌群的影响[J].临床医学研究与实践,2021,6(2):126-128.

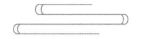

四、半夏泻心汤医案

1. 头痛（颈椎病）案

顾某，男，45 岁。2018 年 6 月 18 日初诊。

病史：诉头、颈、上肢疼痛 3 个月，并上肢麻木，抬上肢受限并疼痛加重，先后做了小针刀、牵引、按摩、膏药等治疗，疗效不佳。后于西安医学院附属二院做了臭氧封闭治疗（唐都医院方案相同，因家离医学院第二附属医院较近且人熟悉，故在此做封闭治疗），出院后仍头痛，上肢及手麻木、疼痛不舒。其不堪疼痛，故而求中医治疗。MR 片示：①颈 3/4、4/5、5/6、6/7 椎间盘突出；②颈椎骨质增生，曲度变直；③左侧上颌窦囊肿（西安医学院第二附属医院，2018 年 6 月 4 日）。

诊断：头痛。

辨证：瘀血阻络。

治法：活血通络。

处方：

川芎 10g	白芷 10g	桂枝 10g	黄芪 30g
葛根 10g	细辛 6g	茯苓 15g	天麻 10g
甘草 6g			

7 剂，日 1 剂，水煎，早晚分服。

二诊（2018年6月28日）：药后有效，嘱其继服，并加牛膝15g。后症减十之三四，停滞不前，仍上肢痛、麻，抬起受限并疼痛加重，又服上方，7剂。

三诊（2018年8月11日）：疼痛麻木似减非减，效果无进展。更方为姜半夏10g，黄连6g，黄芩10g，党参12g，干姜6g，枳实12g，厚朴10g，白及10g，茯苓15g，川芎10g，白芷10g，煅瓦楞子15g（先煎），杜仲15g，葛根10g，煅牡蛎15g（先煎），牛膝15g，皂角刺10g，甘草6g。7剂，日1剂，水煎，早晚分服。

四诊（2018年8月19日）：诉此次药力强劲，症状大减。在原方基础上加伸筋草15g，7剂，巩固。诉药后症状十去之八九，现仅存十之一二，轻松多了，可以抬起上肢，偶尔轻微疼痛麻木。依此方又服7剂，继续巩固而愈。

按：半夏泻心汤不但调脾胃之升降，还可调脊椎的升降，平时门诊兼有颈椎不好者都在用，效果好，未整理总结。该患者第一方有效不著，但继服无进展，后考虑门诊经常用于胃病兼颈椎病的方剂，即半夏泻心汤加味，而本患无胃病，应该同症可用，故用。用后患者反映该方比前方药劲大、效果好，用至2周，症状十去之八九，仅余十之一二，疼痛麻木等症几乎消失。这才重新对该方治疗该病效果显著进一步体悟，体悟到对中的认识，以及半夏泻心汤调中的意义。"中"乃大中也，非脾胃中焦之中，是上下贯通之中，整体之中，督任二脉之中等，实乃我研究"中"的体会与思考，临床验证每获效验。除方整体作用外，白及的愈疡功效是否对突出的椎间盘有效，瓦楞子的消痰化瘀、软坚散结功效是否对突出的椎间盘有回缩作用，仍有待和同仁们互相讨论。

2. 枕后疖肿案

韩某，男，59岁。2020年6月10日初诊。

病史：枕后有一横状、粗宽排状疖肿（6cm×3cm）5年余，曾多次多处医院就诊不效。纳可，二便正常，脉缓，舌淡红，苔薄白。

诊断：疬病。

辨证：脾胃运化功能失调，气机上下不畅。

治法：调理脾胃运化，调畅上下气机。

处方：半夏泻心汤加减。

姜半夏 10g	黄连 6g	黄芩 10g	干姜 8g
厚朴 10g	枳实 12g	连翘 12g	土茯苓 15g
鸡内金 10g	丹参 15g	党参 12g	煅瓦楞子 15g^(先煎)
防风 10g	金银花 12g	苍术 10g	甘草 6g

6 剂，日 1 剂，水煎，早晚温服。并嘱复查血脂。

二诊（2020 年 6 月 16 日）：诊后饮酒 2 次，酒后加重，血脂化验结果显示甘油三酯和胆固醇正常。于前方加丹皮 10g，6 剂，水煎服。并嘱其戒酒。

三诊（2020 年 6 月 23 日）：疬肿减轻，且疬肿上的肤色正常。上方加地龙 10g，6 剂，水煎服。

四诊（2020 年 6 月 30 日）：又饮酒 2 次，且量多，疬肿又增粗增大，但病处色红较前减轻，舌边少齿痕。于前方加桂枝 10g，泽泻 10g，6 剂，水煎服。

五诊未留处方（在我家楼下药店帮其诊病，每次将药方拍照，留下次参考）。

六诊（2020 年 7 月 28 日）：枕后疬肿变薄，不红，眼袋肿大，仍然守前方调整，方药如下：

姜半夏 10g	黄连 6g	黄芩 10g	干姜 8g
厚朴 10g	枳实 12g	连翘 12g	党参 12g
鸡内金 10g	丹参 15g	土茯苓 15g	防风 10g
金银花 12g	苍术 10g	泽泻 10g	肉豆蔻 10g
甘草 6g			

6 剂，日 1 剂，水煎，早晚温服。

七诊（2020 年 8 月 4 日）：疬肿继续变薄，于上方加地龙 10g，6 剂，水煎服。

按：本病为疖病，西医诊断为脂溢性皮炎、多发性毛囊炎，认为是痤疮丙酸杆菌和马拉色菌感染引起了毛囊皮脂腺炎。此病如加重，底部串通，则可以形成蝼蛄疖。西医虽然认识清楚，但患者在多家医院治疗5年多无效（具体用药不详），中医治疗也是无效（具体治法方药也不详），他人在我处调理治疗他病，感觉效果好，遂介绍一起诊治。中老年人因血脂高容易堆积，在内为脂肪肝、动脉硬化，在外也可堆积于局部如枕部，而易引起毛囊堵塞毛囊炎。本案血脂化验结果正常，我本是脾胃病科医生，以治脾胃为主，故时常以脾胃调中思维兼治其他疑难杂症，不在皮肤科，所以用药和皮肤科思维方式完全不一样，也不参考西医的诊断和认识，仅以症辨证，认为脾的运化功能失调，水湿泛于枕部，水湿浸渍犹如浇地，哪儿低了（凹了）虚了流哪，不必苛求为何流于枕而不流于他处。再如汗疱疹，水湿淫于手指者多，也有表现在足底部的（我曾治疗过）。治疗以半夏泻心汤加味调其运化，调其升降，佐以土茯苓、泽泻调其水湿。二诊时因饮酒而加重，并表面皮色比较红，三诊时减轻，四诊又饮酒又加重，酒助湿生热，滞脾运化，是以2次饮酒皆加重，更证明了我的认知和治疗的正确性。后再三叮嘱其戒酒，最多只能少量微饮，其遵医嘱，后几诊未饮酒，枕后肿疖一次次地变薄。因是在楼下药店帮其诊病，其不煎药，而煎药机煎药不可能1剂煎2袋，往往多出两三袋，故每周6剂，1周一调方。七、八诊，主方主线未变，仅微调一两味药，这样也正好说明对该病的认识、辨析、治法、方药的正确。

3. 口腔异味症（口臭）案

惠某，男，49岁，陕西省西安市人。2017年10月11日初诊。

病史：诉口臭七八年，曾多次在他医就诊，一直无效，反加重。口臭，纳食正常，二便正常，脉缓，舌淡红，苔薄白。

诊断：口腔异味症。

辨证：运化功能失调，脾胃伏火内生。

治法：调畅气机，消积导滞，清脾胃伏火。

处方：半夏泻心汤加减。

姜半夏 10g	黄连 6g	黄芩 10g	太子参 10g
干姜 6g	白及 15g	枳实 12g	煅瓦楞子 15g^{（先煎）}
连翘 12g	元胡 10g	厚朴 10g	生赭石 15g^{（先煎）}
防风 10g	鸡内金 10g	女贞子 15g	甘草 6g

7 剂，日 1 剂，水煎服，早晚分服。

二诊（2017 年 10 月 18 日）：口臭减一大半。于上方加木香 10g（后下），丹参 10g，7 剂，水煎服，日 1 剂。后口臭消失。

按：该患者因口臭曾多次在他医就诊，或以肝胆有热，治以疏肝利胆清热，或以阴虚有热，治以滋阴清热，一直无效，反加重。后于我处就诊，方用半夏泻心汤加味调中，调畅气机促运化，加厚朴、枳实、连翘消积导滞，清脾胃伏火，防风疏邪外出并能醒脾促运化，鸡内金消食化积，女贞子补肝肾促运化，诸药合用调中促运化，脾升胃降，清气升，浊气降，口臭减。二诊加木香行气助运，丹参活血疏通助运化。前后两诊调中促运化，诸症皆消。后言以前曾在我处治疗，当时疗效好。本次前症发作，前几周约我诊号，未预约上，想就此小病，是专家皆可治疗的，不料不如其愿，且还加重，后还是设法预约来诊，治之又愈，这次好后分析其治疗过程，对比他人，还是在我处诊治效好。口臭临床上很多很常见，多有胃胀胃痛等症，他症重了还易忽略该症，西医将其列为焦虑忧郁症的感知异常，实不然，该症中医早有认识，往往认为是肝胆有热，或胆热犯胃等。本人认为是脾胃伏火者多也，临证患者多半有之，尤其是慢性胃炎患者，80% 以上有之，难道消化病患皆焦虑忧郁不成？至于中医认为，因五色、五音、五味等配伍五行，苦配肝胆，这是中医的缺陷，并非仅肝胆病苦矣，脾胃病伏火也苦矣，这个病例即是例证。关于脾胃伏火，指导研究生有专论，可查阅。

4. 口腔异味症（口臭兼矢气臭）案

杨某，女，42 岁，陕西省西安市人。2019 年 11 月 10 日初诊。

病史：诉口臭，矢气多且臭 4~5 年，纳可，大便 1~2d 一解，脉缓，苔薄白。

诊断：口腔异味症。

辨证：脾胃运化不畅。

治法：调中促运化。

处方：半夏泻心汤加味。

姜半夏 10g	黄连 6g	黄芩 10g	党参 10g
干姜 6g	厚朴 10g	枳实 12g	鸡内金 15g
小茴香 6g	木香 10g	防风 10g	炙甘草 6g

免煎颗粒，6 剂，日 1 剂，温水冲泡服，早晚分服。

二诊（2019 年 11 月 16 日）：诉口臭不知是否减（未让他人闻），矢气频度、臭味均减。脉缓，苔薄白。上方去木香，加淡竹叶 10g。免煎颗粒，7 剂，日 1 剂，温水冲泡服，早晚分服。

三诊（2019 年 11 月 30 日）：诉药后矢气大减，仅下午 3~5 个，气味较前减轻。口臭不自知（嘱其让夫闻，下次述清）。脉细缓，苔薄白。上方加女贞子 15g，佩兰 10g。免煎颗粒，6 剂，日 1 剂，温水冲泡服，早晚分服。

四诊（2020 年 5 月 16 日）：诉三诊后口臭、矢气余 2/10。年后疫情，在家活动少，纳食多，口味加重，后纳食减量，口味减，至今症余 2/10。脉缓，苔薄白。上方加木香 10g。免煎颗粒，6 剂，日 1 剂，早晚分服。

五诊（2020 年 5 月 23 日）：诉矢气有，但少而无味，口味不自知，其夫闻不到臭味，大便成形。脉缓，苔薄白。上方加苍术 6g。免煎颗粒，6 剂，日 1 剂，早晚分服。

按：该患者口臭、矢气多且臭四五年。人的胃肠消化系统就仿佛一口大锅一般，要化食物为水谷精微而濡养全身，需要温火慢炖，并能及时升清降浊，运化不息。如运化不力，不能腐熟，谷浊之气上蒸口腔则口臭，腐浊下排则矢气且臭。方用半夏泻心汤加味，调中促运化，升清降浊，腐熟有权，化食物为水谷精微而濡养全身。前后五诊，在调中的基础上加鸡内金消食导滞，木香通腑行气，防风、佩兰醒脾、化湿促运化，小茴香温肠行气，淡竹叶清脾胃伏火，苍术健脾化湿，女贞子补肝肾。随症应用，促进脾胃运化功能，运化畅，则诸症消。前三诊是 2019 年年底诊治，2020 年因新冠疫情防控，未能及时治疗，至 5 月 16 日方复诊，因疫情中活动受限，生活作息改变，情绪不稳等诸多因素，症状未有大的反复，说明中医药不但确有疗效，更说明远期疗效好。

5. 口腔异味症（口苦兼腰痛）案

刘某，男，43 岁，陕西省西安市人。2018 年 12 月 1 日初诊。

病史：诉口苦明显，伴腰困疼，夜尿频，一夜两三次，晨勃少，10d 仅 1 次。脉缓，舌淡红，苔薄白。

诊断：口腔异味症（口苦）。

辨证：肾虚。

治法：温肾制火。

处方：

杜仲 15g	续断 15g	桂枝 10g	黄芪 30g
丹参 15g	茯苓 15g	葛根 10g	巴戟天 10g
淫羊藿 10g	甘草 6g	白芷 10g	

7 剂，日 1 剂，水煎，早晚分服。

二诊（2018 年 12 月 15 日）：诉腰困疼减轻，已不明显，夜尿无，口苦减轻，晨勃较前增强。脉缓，舌淡红，苔薄白。故在上方基础上去白芷，加肉桂 10g，山茱萸 10g。7 剂，日 1 剂，水煎，早晚分服。

按：五脏六腑皆可口苦，临床上以脾胃伏火占多数，几乎在 80% 以上。这例是肾虚，肾气不能化水以制上火（心火）所致口苦，1 周药后肾气复而口苦消。借鉴参考（本案非半夏泻心汤案，五脏六腑皆可口苦，列入引以参照）。

6. 口腔异味症（口苦兼咽喉不利）案

王某，男，46 岁，西安市未央区人。2019 年 5 月 20 日初诊。

病史：诉口苦多年，下午重，早起咽喉不利，有痰，夜间呼噜声响，上肢及手酸困。脉沉滑，舌淡红，苔腻黄（黄腻以黄为主，腻黄以腻为主）。

诊断：口腔异味症。

辨证：寒热虚实兼杂，兼气滞痰郁。

治法：调理寒热虚实，疏通气机化痰。

处方：半夏泻心汤加味。

姜半夏10g	黄连6g	黄芩10g	党参12g
干姜6g	枳实12g	厚朴10g	白及10g
茯苓15g	地龙10g	苍术10g	杏仁10g
浙贝母10g	甘草6g		

免煎颗粒剂，7剂，日1剂，开水冲泡服。

二诊（2019年5月27日）：舌苔较前薄、白，咽喉清利，上肢酸困减。于原方加苏子15g，木蝴蝶10g。14剂。

三诊（2019年6月10日）：口苦消失，几乎无不舒，咽喉清利，上肢酸困消失，夜呼噜减轻7/10，舌苔白。于原方加桂枝10g，并医嘱健康教育，晚餐减量（以往多年晚餐量大），14剂，巩固。

按：从这个病例中体会到以下几点：①食积化痰。该患者饭量大，晚餐尤甚，且有时就餐时间晚，虽能食，但未消化，即未运化。食积停滞，而碍于脾胃运化功能，故食积成痰，并运化不及而聚湿食成痰。②脾为生痰之源，肺为储痰之器，运化功能不足而生痰，此病人储于咽喉，阻塞气道，故夜卧时呼噜声响。③上肢酸困，乃脾主肌肉实四肢，脾的运化无力，湿聚阻碍经气运行，故酸困乏力，苔腻黄佐证。④口苦，乃脾胃运化无力，食积化热，乃伏火食火，故以半夏泻心汤为基础加味调之，调其寒热虚实，调其运化气机，佐以化湿通络利咽。认识对症，方药紧扣病机，故投之好转，巩固效，继而愈。

7. 口腔异味症（兼嗳气酸臭）案

何某，男，22岁，陕西省西安市人。2020年1月20日初诊。

病史：口臭纳差 10 年，并时有牙龈出血，胃不痛、不胀、不灼不酸，无嗳气，喷嚏酸臭，大便日 1 次，黏，成形，形体瘦，22 岁，身高 180cm，体重 60kg，学生。舌红，苔薄白，脉缓。

诊断：口腔异味症。

辨证：运化失司。

治法：调理运化，虚实并治。

处方：半夏泻心汤加味。

姜半夏 10g	黄连 6g	黄芩 10g	干姜 8g
厚朴 10g	侧柏叶 10g	白及 10g	枳实 12g
连翘 12g	党参 12g	女贞子 15g	鸡内金 15g
炒麦芽 15g	甘草 6g		

12 剂，日 1 剂，水煎，早晚分服。

二诊（2020 年 3 月 9 日）：春节后疫情影响未连续就诊，药后纳食增加，口臭和牙龈出血都减轻，舌边少痕。于上方加桂枝 10g，茯苓 15g。14 剂，水煎服。

三诊（2020 年 3 月 23 日）：口臭消失，偶牙龈出血，并述喷嚏味酸臭多年。于上方加辛夷 10g（包煎），荆芥 10g（平时用防风，药房无，因而代之）。7 剂，水煎服。

四诊（2020 年 3 月 30 日）：纳好，口臭、喷嚏酸臭消失，现仅大便黏，不畅。于原方去女贞子、麦芽，加木香 10g（后下），小茴香 6g，扁豆 15g。7 剂。

五诊（2020 年 4 月 9 日）：口臭、喷嚏酸臭消失，后枕部"楞"（老家咸阳长武人，述症楞，俗称即沉、木）。原方加川芎 10g，白芷 10g，葛根 10g。7 剂，水煎服巩固。

按：本病例简单，就是消化不良，中医多考虑脾胃虚弱，然十年多处多次就诊，也多以健脾开胃等治疗，效果一般。分析原因，脾胃虚弱是有，但主要是运化功能不足，仅补益脾胃，而未能使之运化畅运，所以我以调中为主，佐以开胃健脾。我常言，调即是补，气机畅运，自然就是补。这点很多人不理解，见虚即补，而不知调即补，或先调后补，或调补结合并用，事半而功倍。故以半夏泻心汤加味调消结合，使脾胃运化康复，口臭即消。后述喷嚏酸臭，乃脾胃运化不好，聚热伏胃传肺，在前调脾运化并清伏热基础上，仅加辛夷、荆芥宣肺，喷嚏酸臭也消失。至于后枕沉，仍在调中气机，上下之气，大中的气机，在此基础上加川芎、白芷、葛根即可。病虽简单，不重，但以调中为基础，脾胃、肺鼻、后枕皆可调。

8. 口腔异味症（口辣）案

郭某，女，66岁，陕西省西安市临潼区人。2018年9月14日初诊。

病史：诉口辣1年余，食纳时好时差，呃逆时有（二诊时述呃逆消失，这点补述），日大便3次方可解净，肠鸣，矢气多。脉缓，苔薄黄。

诊断：口腔异味症。

辨证：脾胃伏火。

治法：调理运化，疏散伏火。

处方：半夏泻心汤加味。

姜半夏10g	黄连6g	黄芩10g	干姜8g
厚朴10g	白及10g	枳实12g	连翘12g
炙甘草6g	党参12g	防风10g	煅瓦楞子15g
淡竹叶10g	元胡10g	鸡内金15g	苍术10g
茯苓15g	女贞子15g		

免煎颗粒，6剂，日1剂，温水冲服。

二诊（2018年10月9日）：口辣几近消失，偶有轻微感觉，大便多为日1次，偶尔2次，肠鸣矢气减少。脉缓，苔薄白。于原方加丹参15g，7剂，巩固。

按：口干、口苦、口涩、口黏、口咸等临床多见，而口辣临床实属少见，前段时间还诊过一女性患者，口有铁锈感，更是少见之少见，都归于口腔异味综合征。有时西医归之为焦虑忧郁症的感知异常（2019 年参加 2 次学术研讨会都如此称呼，我实不认同，治疗不好，当考虑对病的认识和治疗方法提高，绝不能给患者乱扣帽子）。此病中医认识也不统一，有脾虚、脾胃不调、肝胃不和、肝胆湿热等，我总认为是脾胃伏火，可兼湿、兼寒等，30 余年如是治之，皆获效。本例即是，考虑伏火，由运化不及而生，故以半夏泻心汤加味调脾胃的运化功能，佐以防风、连翘疏散伏火，故初诊 6 剂而效，且效果好，症几乎消失。二诊效以守方，加丹参，考虑久病多瘀，年老多瘀，以巩固。有时候这类病人的改善效果没有这么好，那是个体差异，对药的敏感程度不同等，但认识正确，治疗方法思维正确，则守规守方皆可愈。

9. 口腔异味症（舌面似敷面粉感）案

王某，女，42 岁，陕西省周至县人。2020 年 4 月 23 日初诊。

病史：舌面似敷面粉感觉 5 年，多处治疗不效，经病人介绍转诊于我处。舌燥、咽干、胃干、胃难受、纳差，多梦并说梦话，大便黏、不畅，呈细节状。脉缓，苔薄白腻，苔面微黄。胃镜检查：慢性萎缩性胃炎；肠镜检查：回盲部炎症，直肠炎（2019 年 8 月 28 日）。

诊断：口腔异味症。

辨证：气机不畅，津液失布。

治法：调理气机，宣布津液。

处方：半夏泻心汤加味。

姜半夏 10g	黄连 6g	黄芩 10g	干姜 8g
厚朴 10g	生赭石 10g（先煎）	白及 10g	枳实 12g
连翘 12g	党参 12g	当归 15g	煅龙骨 15g（先煎）
肉桂 6g	元胡 10g	苍术 10g	煅瓦楞子 15g（先煎）
肉豆蔻 10g	女贞子 15g	甘草 6g	

7 剂，日 1 剂，水煎，早晚分服。

二诊（2020 年 4 月 30 日）：胃干症状消失，现胃感觉如常，舌似敷面粉感觉消失，舌有正常知觉，梦较前少，仍纳差，夜磨牙。继巩固，原方加防风 10g，鸡内金 15g。5 剂（前药实吃 5 剂，还有 2 剂）。

三诊（2020 年 5 月 14 日）：大便成形不黏，诉 5 年大便从未成形，两诊 12 剂大便成形，近夜无磨牙。上方 7 剂。

四诊（2020 年 5 月 28 日）：舌咽等症消失，现仅稍有胃胀、肚脐周围冷。上方加木香 10g（后下），7 剂。

五诊（2020 年 6 月 18 日）：各症几无，求巩固。原方 7 剂。

按：本例患者舌上如面粉敷感 5 年，并舌燥、咽干、胃干，苔腻不厚，胃镜肠镜检查结果见前述，5 年来西医不效，中医也不效，予三仁汤化湿不效，予参苓白术健脾不效，予养阴不效，总之 5 年来所用中药不计其数，所到之处就医也不计其数。分析其因，有湿不重，湿的原因乃运化无力所致，运化不改善，欲化湿而湿仍在；有依脾虚论，湿滞，欲健脾化湿而湿更滞；有认为咽干、舌燥、胃干为阴虚，欲滋阴也不效，实是津液不布而非阴虚；等等。5 年来多处多次历访名医不效。本人分析乃气机不畅，运化无力，津液失布，故以半夏泻心汤加味调中气的运化，使气机运化如常，上下气机运行，气血津液上下输布，则湿化津布，本想该病 5 年不效需一段时间调理，不想初诊 7 剂（实服 5 剂）即舌似敷面粉感觉消失，胃干感觉消失，真乃调中思维的验例。初诊方中苍术、肉豆蔻有助运化湿效果，肉桂合方中黄连有交泰之效，配当归、龙骨调其眠差、多梦且梦话多，初诊后梦及梦话也减少。二诊时述夜磨牙，加鸡内金消食开胃，防风醒脾，药后磨牙减轻。后几诊守方调整并巩固，彻愈。

10. 口糜（复发性口腔溃疡）案

冯某，女，30 岁，西北工业大学研究生。2019 年 10 月 14 日初诊。

病史：诉口腔溃疡反复发作 5 年，舌边、唇内、颊侧反复发作，大小不一，由小及大，此伏彼起，几乎 1 个月不停，少则 2 ~ 3 个，多则 3 ~ 5 个。平时大便干燥，1 ~ 2d 一行，食后胃胀不适，自觉脸颊、颈项、身热。于多处中西医治疗 5 年，仅西京医院治疗 3 年，妇科检查无外阴溃疡（排除白塞氏病），具体用药不详，建议转中医综合调理。脉细缓，舌淡红，苔薄白。

诊断：口糜。

辨证：寒热错杂，运化不畅，兼伏火。

治法：寒热并用，调脾运化，佐清伏火愈疡（所有溃烂，内外溃烂都可叫疡）。

处方：半夏泻心汤加味。

姜半夏 10g	黄连 6g	黄芩 10g	干姜 8g
厚朴 10g	木香 10g	白及 10g	枳实 12g
连翘 12g	党参 12g	丹参 15g	鸡内金 15g
防风 10g	甘草 6g		

免煎颗粒，7 剂，日 1 剂，开水冲泡，早晚温服。

二诊（2019 年 10 月 21 日）：脸颊、颈项、身热较前减轻，溃疡较前缩小，大便仍干。上方加牛膝 15g，火麻仁 20g。免煎颗粒，7 剂，开水冲泡，温服。

三诊（2019 年 10 月 28 日）：舌尖及唇内溃疡已好，舌中又 2 处溃烂（疡）。反馈这 2 周药后，新发溃疡较前缩小，并未像以前渐渐扩大。二诊后大便畅、不干，药后肠鸣加重。上方去火麻仁，加生石膏 10g。免煎颗粒，7 剂，开水冲泡，温服。

四诊（2019 年 11 月 4 日）：前面舌上的溃疡缩小，唇内溃疡消失，身体燥、热、烦消失。上方加西洋参 3g。免煎颗粒，7 剂，开水冲泡，温服。

五诊（2019 年 11 月 11 日）：舌面溃疡愈合，舌根又起 1 个，小，过去如起则 2～3 个，大便稍干。于上方加火麻仁 20g。免煎颗粒，7 剂，开水冲泡，温服。

2020 年 2 月 26 日初次回访：诉假期放假即回老家，仅起 2 次溃疡，疫情尚未解封，在家等待学校通知。

2020 年 9 月 28 日第 2 次回访：诉研究生毕业面试工作在银川，

至今仍未落实，未归西安，询问其病情，言好多了，很少发生溃疡，再问其服他药否，回复未服其他任何药物，这说明是中药的远期疗效更佳、更显著。

按： 本例口腔溃疡已5年了，连续治疗，仅在西京医院治疗就3年，一直不效，中途还多处服用中药治疗，也无效，后西京医院告诉患者，找正规中医治疗，言及并推荐我（不知道那医生怎么知道我的），经常有好多西医医院的好医生，在西医效果不明显的情况下也介绍病患到我处，我也不认识，说明这都是好医生，可看的病当然给患者看好，自己不可看的病，给患者指明方向，这也是好医生，我也经常给学生这样说教。

复发性口腔溃疡，看似很普通的疾病，治疗上并不简单，要么怎能成复发性，多年不见好转。西医就不谈了，直接说中医。长期以来，中医认为是火，火性炎上，其表现糜烂即溃疡，临床上多用三黄片、黄连上清片、龙胆泻肝汤等治疗，认为是胃、肝胆实火，急性期有效，但很快又复发，再用则无效，且损伤脾胃。中医有苦寒败胃、耗气伤阴之说，我用苦寒药，量不大，且时时配伍，则取苦寒健胃之功效。还有用一贯煎等，效也不好，这就首先要分析病机。这类患者，多脾胃虚弱，运化无力，致积食化火；伏火也，郁火也，食火也，皆是虚火，故不可以实火论；这类患者往往食纳一般，多食胃胀，多食即发溃疡，脉细弱或缓，岂可言实火？明显是虚证，兼有伏火，故以半夏泻心汤加味，调脾胃的运化，兼清伏火，溃疡的发生频率越来越少；发生的个数也越来越少，原3~5个同时发生，现仅1~2个发生；发作时的大小也越来越小，原来发作时针尖大小，继之渐大，中药治疗后，发作针尖大，已不再渐大，即愈合，愈合的时间也较前缩短，虽不再发，但依前面几点比较，还是有效的，因这患者多年多处中、西不效，如此对比还是有效，不像我临床其他的患者，一两周即有明显效果，或即愈合，或不再发生。年底学习紧张，年后即疫情封闭管理，毕业答辩、面试（外省）等原因，一直未再复诊，于2020年2月26日（疫情封闭）、2020 年 9 月 28 日 2 次回访，第 1 次回访仅 2 次溃疡，第 2 次回访，未再发生口腔溃疡，反复询问服他药治疗否，言未用，说这次调理很好，待其工作落实了再面诊，让看其舌，诊其脉。我分析乃是中药的远期疗效，通过调理脾胃运化功能，使脾胃运化功能恢复，自无伏火内生之因，故不再发。

11. 口淡案

文某，女，41 岁，陕西省西安市人。2019 年 3 月 4 日初诊。

病史：诉口淡无味半月余。泛酸、呃逆，时有发作性心慌、气短，无胸闷、胸痛，休息后可缓解，食纳可，夜休差，失眠，腰部困乏，小便频急，小腹坠胀，大便干，2~3d 一行，平素神疲体倦。舌淡红，苔薄腻微黄，舌边齿痕，脉沉缓。心电图正常。

诊断：口淡。

辨证：虚实夹杂。

治法：虚实并调。

处方：半夏泻心汤加味。

姜半夏 10g	黄连 6g	黄芩 10g	干姜 5g
太子参 15g	枳实 12g	厚朴 10g	白及 10g
连翘 12g	木香 10g^(后下)	肉苁蓉 20g	女贞子 15g
防风 10g	栝楼 15g	当归 15g	

7 剂，日 1 剂，水煎，早晚分服。

二诊（2019 年 3 月 14 日）：药后口淡无味较前好转，心悸缓解，现仅夜尿急，夜尿次数较前减少，大便稍干，2d 一行，夜休尚可，仍有腰困、腿困，脱发。舌淡，苔薄白，脉缓。于上方加蛇床子 10g，葛根 10g，金蝉花 6g（另煎）。7 剂。

三诊（2019 年 4 月 1 日）：口淡无味症消，无胃脘不适，无反酸、呃逆，食纳可，活动及情绪激动时有心慌、气短，仍腰困，大便头干，2d 一行，小便频急缓解，夜休可，脱发好转。舌红，苔薄白，脉细缓。患者仍有乏力、心悸气短、腰膝酸软，考虑脾肾不足，予异功散加减。处方：陈皮 12g，炒白术 15g，茯苓 15g，厚朴

10g，防风 10g，炙黄芪 30g，连翘 12g，炒白芍 15g，当归 10g，炒山药 10g，枸杞子 10g，杜仲 15g，续断 15g，桂枝 10g，侧柏叶 10g，葛根 10g。14 剂，水煎，早晚分服。

四诊（2019 年 4 月 25 日）：药后效可，心慌、气短症状减半，自觉腰困腿乏，晨起稍有口苦、口臭，食纳可，大便日 1 次，质软，排便畅，小便正常，夜休可。后背偶有热气上冲，汗出。舌淡红，苔薄白，舌边齿痕，脉细缓。于上方去葛根，加煅龙骨 15g（先煎），茵陈 12g，淡豆豉 10g。14 剂，水煎，早晚分服。

五诊（2019 年 5 月 23 日）：心慌、气短症消，偶有口苦、口臭，腰腿困乏明显减轻，食纳可，大便质软，1 ~ 2d 一行，小便正常，夜休欠佳，眠浅易醒。后背部热气上冲感减少。舌淡，苔黄白，脉缓。病中患者兼背后热气上冲，故去前方之葛根，原方本有桂枝，再加收敛（症还有热气上冲后汗出）之龙骨、清心除烦之淡豆豉，效果显著，几乎没有症状。提示：一切上冲之病症，皆可考虑为奔豚，但治疗方法不必拘泥，依人依症依病机处之，才可效果明显。于上方加当归 15g，鸡内金 10g，淡竹叶 10g，金蝉花 6g（另煎）。7 剂，水煎，早晚分服。

六诊（2019 年 6 月 7 日）：药后效可，背部气窜感消失，心悸几无，口味明显较前好转，偶有腰困腿乏，晨起稍觉口苦，食纳可，二便调，夜休可，月经周期规律。舌淡红，苔薄白，脉细沉滑。于上方加炒白芍 15g，金蝉花 6g（另煎）。7 剂，水煎，早晚分服。

按：初诊患者诉口淡无味，加之泛酸、呃逆，结合舌脉，考虑虚实夹杂，予半夏泻心汤加减。经治疗患者口淡症消，但仍有纳差、乏力、心悸气短、腰膝酸软，考虑脾肾不足，予五味异功散加减，调理脾胃之虚弱而不滞，并加杜仲等补肾，葛根以升阳助补益之品的功效。二诊时述后背有热气上冲并汗出，考虑为奔豚变症，故去葛根，方中有桂枝，去葛根而凸显桂枝之效，汗出加煅龙骨，于治疗原病症基础上去葛根而后效，兼治奔豚之作用。

12. 吐酸（高脂血症）案

申某，女，76岁，陕西省西安市人。2018年11月7日初诊。

病史：反酸、胃灼热7年。现泛酸、胃灼热，咽部不适，腹胀，大便干结，1～2d一行，排便困难。舌淡红，苔白苔面少黄，脉沉缓。既往慢性胃病史50余年，有十二指肠溃疡病史；1983年曾有头部外伤史，味觉、嗅觉差；2010年心脏置入支架2枚，高血压病史30年；甲减病史3年，高脂血症多年，曾中、西药各种办法治疗而从未正常过（患者服药期间未服用他汀类降脂药）。

诊断：吐酸。

辨证：脾胃气机升降失常。

治法：调理中焦气机。

处方：半夏泻心汤加味。

姜半夏10g	黄连6g	黄芩10g	太子参12g
干姜6g	枳实12g	厚朴10g	白及10g
海螵蛸15g^{（先煎）}	元胡15g	连翘12g	煅瓦楞子15^{（先煎）}
木香10^{（后下）}	桂枝10g	地龙10g	火麻仁20g
女贞子10g	红曲粉3g^{（兑服）}		

7剂，日1剂，水煎，早晚分服。

二诊（2018年11月11日）：药后症状所剩无几。前一日午饭进食西蓝花后，下午复胃灼。舌淡红，苔白苔面黄，脉沉缓。初诊方加蛇床子10g，茯苓15g。7剂，水煎，早晚分服。

三诊（2018年11月21日）：泛酸、胃灼热明显减轻，咽部不适，下午腹胀，大便不干，每日1～2次。舌淡红，苔薄白，脉沉缓。于上方加旋覆花10g（包煎），小茴香6g。7剂，水煎，早晚分服。

四诊（2018年11月28日）：泛酸十去四五（频率、时长、程度皆减），后背部时有不舒，咽部不适减轻，二便调，纳、眠可。脉沉滑，苔薄白，中后部苔黄。上方加牛蒡子10g。7剂，水煎，早晚分服。

五诊（2018 年 12 月 5 日）：药后泛酸、胃灼热症状基本消失，咽部不适和腹胀明显减轻，食纳可，大便不干，每日 1 次，夜休欠佳，早醒。舌红，苔白，脉沉滑。查咽部不红，左边稍肿。于上方加煅龙骨 15g（先煎）。7 剂，水煎，早晚分服。

六诊（2018 年 12 月 12 日）：偶有泛酸，余无特殊不适。舌红，苔薄白，脉缓。复查血脂：胆固醇 4.36 mmol/L（正常值 1.00～5.20 mmol/L），甘油三酯 0.85 mmol/L（正常值 0.00～1.81 mmol/L）。于上方加浙贝母 10g。14 剂，水煎，早晚分服。

按：患者既往有高血脂病史多年，服西药效不显，此次因反酸、胃灼热就诊。患者久病，脾胃功能受损，升降失宜，中焦气机不畅，造成泛酸、胃灼热、腹胀，脾失健运，不能为胃行其津液，故见大便干结、排便困难。《黄帝内经》有云"食气入胃，浊气归心，淫精于脉"，脾胃失于健运，水谷精微运化失常，造成体内代谢异常，此种原因所致的高脂血症或糖尿病等代谢疾病，西药治疗效果往往不佳，需要从根本上调理脾胃功能，脾胃健旺，方能腑气通畅，精神清明。此例病机为脾胃升降失常，故予半夏泻心汤，加枳实、厚朴、木香增强行气通腑之力，火麻仁润肠通便，煅瓦楞子、海螵蛸、元胡制酸止痛，桂枝则是取其温心阳、平冲降逆之功，白及敛疮生肌、修复胃肠黏膜；气机久郁化生伏热，故加连翘轻疏伏热，地龙活血通络，女贞子补益肝肾，红曲粉兑服以消积滞。上方 7 剂见效，因患者饮食不慎有所反复。上焦伏热已除，气机条畅，但久病及肾，加之患者年高多病，其脉沉缓，故二诊加蛇床子增强温肾壮阳之功。三诊患者胃脘部症状明显改善，咽部不适，考虑仍为气机上逆，加旋覆花，取旋覆代赭汤之意以降气和胃，小茴香加强温胃暖肝之功，并调理脾胃之气。四诊加牛蒡子利咽。五诊患者基本症消，因睡眠欠佳，加煅龙骨以安神兼收涩。六诊患者复查，血脂已降至正常范围。

13. 吐酸（食管裂孔疝）案

施某，女，57 岁，陕西省西安市人。2019 年 4 月 9 日住院，住院号 201912610。

病史：反复泛酸、胃灼热，进食生冷食物、刺激性食物、甜食而加重，时有嗳气、呃逆，背心不舒，咽喉不适，有痰少许，少咳，无胃胀胃痛，口味正常，二便正常。既往高血压病史 20 年，血压不稳定，控制一般。舌淡红，苔薄黄，脉沉缓。B 超检查结果显示正常，胃镜检查结果显示：食管裂孔疝，慢性萎缩性胃炎，胃体糜烂性病变性质待定（西安交通大学第二附属医院，2018 年 5 月 21 日，病理结果未见，患者口述炎症，排除肿瘤）。入院当日上消化道钡剂造影检查结果显示食管裂孔疝，即收住院，完善各项常规检查。

诊断：吐酸。

辨证：寒热错杂，气机不畅。

治法：寒热并用，调畅气机。

处方：半夏泻心汤化裁。

姜半夏 10g	黄连 6g	黄芩 10g	干姜 8g
厚朴 10g	生赭石 10g^{（先煎）}	白及 10g	枳实 12g
连翘 12g	党参 15g	煅瓦楞子 15g^{（先煎）}	元胡 10g

3 剂，日 1 剂，水煎，早晚分服。

药后好转。13 日、15 日分别再 3 剂治疗，症状好转后出院。

按： 本例患者诊断明确，既有胃镜，又有钡餐造影检查，且是住院患者，余检查无异常，仅是治疗问题。患者泛酸、胃灼热，晚上重，尤其进食生冷及甜食易加重，舌淡红，苔薄黄，脉沉缓。诊断为吐酸，辨证为寒热错杂，气机不畅。予半夏泻心汤，加白及、煅瓦楞子以制酸敛酸，修复胃黏膜损伤，枳实、厚朴行气通降，黄芩、连翘、厚朴、煅瓦楞子顾及咽喉及咽喉症和痰，药 3 剂即症状明显减轻，后效以守方去大枣之甘者滞脾碍胃之弊（住院医师遵效我用半夏泻心汤的经验用药，故原方大枣也有，本人临床 30 余年，未曾用过大枣，是考虑甘者滞脾碍胃之弊），痊愈出院。

14. 嘈杂案

方某，女，63 岁，陕西省西安市人。2018 年 9 月 17 日初诊。

病史：诉口干、口酸，泛酸，更重要的症状是食难下咽，尤其是进食馒头时，食一口馍需饮一口水送下。舌淡红，苔白厚腻，脉缓。胃镜检查结果显示：慢性萎缩性胃炎。病理诊断：黏膜慢性炎症，幽门螺杆菌阴性（西安交通大学医学院第一附属医院）。

诊断：嘈杂（应该诊断为食滞。因患者以进食难咽为主，书上无此病名，故以患者泛酸为主症诊断为嘈杂）。

辨证：气机不畅，运化失调。

治法：调畅气机，助运化。

处方：半夏泻心汤加味。

姜半夏 10g	黄连 6g	黄芩 10g	干姜 8g
厚朴 10g	生赭石 10g^{（先煎）}	白及 10g	枳实 12g
连翘 12g	党参 12g	紫苏子 15g	鸡内金 15g
元胡 10g	木香 10g^{（后下）}	防风 10g	煅瓦楞子 15g^{（先煎）}
淡竹叶 10g	地龙 10g	女贞子 15g	炙甘草 6g

7 剂，日 1 剂，水煎，早晚温服。

二诊（2019 年 10 月 31 日）：口酸呃逆再作而就诊。追问食馍难咽，需水一口一口送下，去年药后愈，故未再复诊。本次因饮食不慎等原因再次发生，故来复诊，依上方加减处方 7 剂，水煎服。

按：该患者食馍难下咽，需水一口一口送下，有点像食管癌的感觉，但胃镜检查结果是慢性萎缩性胃炎，西医多解释为食管动力不足，而中医则认为是运化无力。运化不单是动力方面，像这个患者，应该还有口腔、食管的津液不足；运化还包含着润滑作用，犹如管腔内的润滑作用、西医的黏液等，犹如齿轮的润滑油一般。所以中医对脏腑功能的认识，有时更显全面，从治疗效果方面体现才能有这样的认识。本例初诊 7 剂而愈，1 年多未有反复，这次再诊，带着上次的病历。有时疗效很好的病历，初诊或几诊后不再就诊，也就无法收集了。在二诊前 10 月 22 日再次检查胃镜，仍是慢性萎缩性胃炎，幽门螺杆菌阴性，更加排除食管癌的诊断。予芜龙胶囊、兰索拉唑等不效，才想到上次在我院的治疗效果而转诊来医院（患者家离我院比较远），也因此收集到 1 个好病历。

15. 痰包（左）案

赵某，女，26 岁，陕西省西安市人。2017 年 7 月 29 日初诊。

病史：诉舌下系带左侧根部囊肿 1 周。舌下可见一淡红色隆起，似水肿囊泡，棉签触之柔软，影响发音，说话时有不适感。1 个月前在口腔医院因舌下系带囊肿行手术治疗，近 1 周又发，不愿再次手术而来就诊。纳食正常，大便稍干，2d 1 次，大腿内侧易起湿疹，其他无特殊不适。舌淡红，苔薄白，脉缓。观囊肿大小 0.3cm×0.3cm。

诊断：痰包。

辨证：中气不畅，运化乏力。

治法：调畅中气，助运化湿，佐以消肿散结。

处方：半夏泻心汤加味。

姜半夏 10g	黄连 6g	黄芩 10g	生牡蛎 15g$^{（先煎）}$
干姜 8g	厚朴 10g	生赭石 10g$^{（先煎）}$	白及 10g
枳实 12g	连翘 12g	党参 12g	丹参 15g
土茯苓 15g	煅瓦楞子 15g$^{（先煎）}$	防风 10g	皂角刺 10g
蒲公英 10g	炙甘草 6g		

7 剂，日 1 剂，水煎，早晚分服。

二诊（2017 年 8 月 5 日）：舌下系带囊肿几近消失，表面几近平整，说话无不适感，大腿内侧痒明显减轻，大便同前。于原方加生地黄 25g，巩固治疗。

按：舌下囊肿大多数为舌下腺的外渗性囊肿，多由于舌下腺腺体或导管破损，致黏液外漏入组织间隙引起，常见于青年人。由于其外形类似蛙鸣时鼓起的咽囊，故又名"蛤蟆肿"。其 1 个月前刚手术过，这次再发，不愿手术而求治于中医，辨证分析为中气运化不畅。此中气非局限于中焦脾胃之中气，乃上下包括全身气机不畅，运化不足，郁滞而成。再"脾足太阴之脉……属脾，络胃，上膈，挟咽，连舌本，散舌下"，故从经络运行分布而言，舌下系带当属脾经，归属脏腑明确，治疗当入所属脏腑，但从何性质入手，一是经验，二是循症求证，寻经求病，而非西医诊病、中医套之，这就是中医思维。本例患者症在脾经，但疾病表现在口腔，故考虑中气不畅，气机郁滞而致肿物；加之运化不及，水湿内生，停于经络，发而为病，现于口腔，故肿物呈现囊性，触之（棉签）柔软。治以调畅中气运行，佐以针对局部病症用药，是以收效。

16. 痰包（右）案

赵某，女，24 岁，陕西省西安市人。2019 年 6 月 13 日初诊。

病史：诉 3 个月前舌下系带囊肿手术，近 2 周复发，说话时感口舌不舒服。口干，口苦、臭。查舌系带右侧串珠样囊肿，粉红色，柔软。舌淡红，苔薄白，脉缓。

诊断：痰包。

辨证：运化无力，水湿泛溢（舌下）。

治法：调理脾胃运化，佐以化湿软坚散结。

处方：半夏泻心汤加味。

姜半夏 10g	黄连 6g	黄芩 10g	干姜 8g
厚朴 10g	生赭石 10g	白及 10g	枳实 12g
连翘 12g	党参 12g	桂枝 10g	茯苓 15g
煅瓦楞子 15g	元胡 10g	苍术 10g	牡蛎 15g
防风 20g	地龙 10g	炙甘草 6g	

免煎颗粒，7 剂，开水冲泡，温服，早晚各 1 次。

二诊（2019 年 6 月 24 日）：上方加浙贝 10g，肉豆蔻 10g。免煎颗粒，7 剂，开水冲泡，温服。

三诊（2019 年 7 月 8 日）：上方加皂角刺 10g，女贞子 15g。免煎颗粒，7 剂，开水冲泡，温服。

按："脾足太阴之脉……属脾，络胃，上膈，挟咽，连舌本，散舌下"，故从经络运行分布而言，舌下系带当属脾经，归属脏腑明确，治疗当入所属脏腑，但从何性质论治，为何以寒热虚实入手，一是经验，二是循症求证，本例患者口干口苦口臭，乃运化失司，食积化火，湿生气滞，滞而瘀聚，积于本经，故以半夏泻心汤为基础，调其升降气机，调其寒热虚实，佐以温通（桂枝）、活血化瘀（地龙）、软坚散结（牡蛎）、消散伏热（防风），药对症，症对证，故效果显著（他人可能还不知道从何入手从何治起）。望大家仔细思考（本病例病历丢失，当时拍有舌的照片，从电脑上调处方，故二诊、三诊仅有加味，无症状描述）。

17. 梅核气（反流性咽喉炎）案

张某，女，59 岁，陕西省西安市人。2018 年 9 月 20 日初诊。

病史：诉咽部异物感 2 个月，半年前因打嗝在西京医院就诊，口服奥美拉唑、铝镁加混悬液、莫沙必利分散片 2 周无效，并出现咽堵、咽部异物感，伴胸骨后不适。时胃胀，餐后多打嗝，口灼、口涩，无胃痛，无反酸、胃灼热，纳可，夜休可，二便调。脉细缓，舌淡红，苔白。视诊咽部增生，咽不红。2018 年 3 月 2 日于西京医院行胃镜检查示：慢性萎缩性胃炎，胃多发息肉。

诊断：呃逆、梅核气。

辨证：气机失调，痰气阻滞。

治法：和中降逆，化痰止呃。

处方：半夏泻心汤加减。

姜半夏 10g	干姜 5g	黄芩 10g	黄连 6g
党参 10g	枳实 12g	厚朴 10g	白及 10g
煅瓦楞子 15g(先煎)	连翘 12g	元胡 10g	生赭石 15g(先煎)
皂荚刺 10g	牡蛎 15g(先煎)	浙贝母 10g	杏仁 10g

中药 7 剂，每日 1 剂，水煎，早晚口服。

二诊（2018 年 10 月 8 日）：诉咽堵消失，咽部异物感减轻，胃胀消，咽干、口苦，欲张口呼气，胸骨后不适，后背隐痛不适，卧时明显，打嗝甚，偶有两胁下隐痛不适。舌淡，苔白，脉缓。咽部视诊：增生减轻。在上方基础上加防风 10g，女贞子 15g，7 剂，水煎服。

按：本类病门诊多见，因脾胃受损，中焦气机升降失常，胃气上逆犯咽。脾胃为本，咽为标，应标本兼顾为则。方以半夏、干姜之辛助脾气升，黄芩、黄连之苦助胃气降，枳实、厚朴以行气顺气，党参助正气之复，连翘可清食积之火，白及、瓦楞子抑酸，生赭石助半夏以降逆止呃，牡蛎、皂荚刺散结消肿，浙贝母、杏仁化痰降气。咽胃同治，故效显，如仅治胃，不治咽则无效，西京医院即是如此，咽治时较轻，但很快又重，因胃食管反流的机制未明确，故此类医案应咽胃同治。

18. 梅核气案

王某，女，37岁，陕西省西安市人。2019年1月10日初诊。

病史：诉咽及胸后堵塞感10余天，西药治疗10余天不效（药不详）。纳食正常，时有胃痞、呃逆、嗳气，咽喉少量白痰，大便干燥，2日1次。脉细缓，舌淡红，苔薄白。

诊断：呃逆、梅核气（胸痹）。

辨证：气机失调，胃气上逆。

治法：调理气机，化痰降逆。

处方：半夏泻心汤加味。

姜半夏10g	黄连6g	黄芩10g	党参12g
干姜6g	枳实12g	厚朴10g	白及10g
牛蒡子10g	木香10g	地龙10g	桂枝10g
甘草6g			

免煎颗粒，7剂，日1剂，开水泡服。

二诊（2019年1月18日）：药后症状减轻，痰不利。于原方加浙贝母10g，炙桑白皮15g，金银花12g，7剂。

三诊（2019年1月24日）：症状重的时间明显减少，症状轻的时间多，痰少，胃脘偶尔作胀。于原方加苏子15g，18剂。

四诊（2019年2月18日）：诉前段时间症状消失，近期可能因饮食不慎，咽、胸后及胃脘偶尔稍有不舒，大便日1次。原方14剂巩固，并健康教育（饮食、起居等）。

按：本例同 17 张某案，治疗当咽胃兼顾，同时治疗，否则会无效。

19. 反胃案

陈某，女，64 岁，陕西省安康市紫阳县人。2018 年 10 月 8 日初诊。

病史：诉食后即吐 1 月余，起病前 1 个月突然矢气多，腹不胀不鸣，继之上腹胃脘部胀痛，泛酸，口苦，继之食之即吐。经西医治疗好转，现仍食之即吐，仅较前减轻，大便 2 ~3d 1 次，糖尿病病史 10 年。胃镜检查：慢性非萎缩性胃炎（交通大学第一附属医院，2016 年 8 月 16 日）。钡餐造影显示：可复性胃扭转，上消化道造影未见明显异常（唐都医院，2018 年 8 月 25 日，影像资料号：03225881）。脉缓，舌淡红，苔薄白，苔面上少黄。

诊断：反胃、胃痞。

辨证：气机不畅，胃失和降。

治法：调理升降，和胃止呕。

处方：半夏泻心汤加味。

姜半夏 10g	黄连 6g	黄芩 10g	干姜 8g
厚朴 10g	生赭石 10g^{（先煎）}	白及 10g	枳实 12g
连翘 12g	党参 12g	丹参 15g	茯苓 15g
元胡 10g	木香 10g^{（后下）}	防风 10g	女贞子 15g
桂枝 10g	炙甘草 6g	煅瓦楞子 15g^{（先煎）}	

7 剂，日 1 剂，水煎，早晚分服。

二诊（2018 年 10 月 26 日）：药后症减十分之七，已不呕吐，胃脘时稍胀时不胀，均较前轻，血糖近日自测偏高，9 ~10mmol/L。效即守方，加怀牛膝 15g，继续治疗并兼顾血糖，7 剂，水煎，早晚温服。

三诊（2018 年 11 月 23 日）：已不呕吐、不泛酸，饭后作胀，仅前一天欲吐而未吐出，症状十去其八，大便秘结干燥（原两三天 1 次）也已好转，日一解，空腹血糖 9 mmol/L，大腿面麻木。于原方去防风、甘草，加杜仲 15g，续断 15g，生地黄 15g，补肾降糖，10 剂，水煎服，巩固。后未再复诊，随访诉诸症已愈，嘱其复查上消化道钡透造影检查，其因恐惧检查不适感拒绝。

按：患者食入即吐，应诊断为反胃，而不诊断为呕吐。反胃乃胃气不降反升，故辨气机不畅，胃失和降，方选半夏泻心汤加味。于原方基础上加枳实、厚朴、木香以加强行气之力（过去仅枳实、厚朴二药即可，现在的中药大量人工种植，质量不好保证，故再加木香），加茯苓、桂枝以温阳化饮、气行饮化并合半夏泻心汤寒热之调，故药 1 周 7 剂而效果显著，十去其七。二诊时监测血糖增高，于原方加怀牛膝以降糖（川牛膝无降糖功效）。三诊已无呕吐等症状，血糖仍高，于原方去防风、甘草，加生地黄。原大便秘结干燥，虽已好转，加生地黄继续巩固，生地有降血糖作用，和配方中黄连以坚阴，合并降糖功效。后随访，嘱其复查上消化道钡剂造影检查，其述病好即可，几月未复发，再其平时就有便秘史，既恐钡剂引起便秘，又恐放射线辐射，故而拒绝配合复查。随访数次，未有症状复发，且其原检查单至今（2020 年 7 月 1 日）还在我处（上次就诊后遗落），之后 2 次告知，如其复诊则取回。

20. 胃痛兼乳癖案

李某，女，48 岁，陕西省延安市黄陵县人。2019 年 10 月 24 日初诊。

病史：诉间断胃痛 4 年，呈阵痛、刺痛，并胃灼，伴食后胃胀。口服多潘立酮片、奥美拉唑稍有缓解。纳眠可，大便稀，每日 1~2 次，小便正常。舌淡红，苔薄白，有裂纹，脉缓。胃镜：胃底黏膜病变（多考虑炎性伴肠化可能），胃底腺增生，慢性萎缩性胃炎（C2）（2019 年 7 月 23 日，交通大学医学院附属第二医院）。病理诊断：胃底黏膜慢性炎。[14]C 呼气试验阴性（2019 年 7 月 24 日）。

诊断：胃痛。

辨证：寒热错杂，气机失调。

治法：平调寒热，调畅气机。

处方：半夏泻心汤加减。

姜半夏 10g	黄连 6g	黄芩 10g	干姜 6g
太子参 15g	元胡 10g	连翘 12g	枳实 12g
厚朴 10g	白及 10g	生赭石 15g	煅瓦楞子 15g
茯苓 15g	侧柏叶 10g	女贞子 15g	丹参 15g
诃子 10g	桂枝 10g	木香 10g	甘草 6g

免煎颗粒，14 剂，开水冲服，日 1 剂。

二诊（2019 年 11 月 7 日）：已无胃痛，偶有胃灼、胃胀、胃凉，大便较前成形，日 1 次，小便正常，食纳可，夜休可。下午小腹凉，头晕、头疼。舌淡红，苔薄白，有裂纹，脉细缓。上方去丹参、木香，加川芎 10g，白芷 10g，小茴香 6g。免煎颗粒，14 剂，开水冲服，日 1 剂。

三诊（2019 年 12 月 2 日）：药后诸症减轻，偶有进食辛辣后胃灼热，近 3d 小腹隐痛，大便不成形，每日 2 次，食纳、夜休、小便可。舌淡，苔薄白，有裂纹，边有齿痕。上方去川芎、白芷，加防风 10g。免煎颗粒，14 剂，开水冲服，日 1 剂。

四诊（2019 年 12 月 16 日）：药后效可，偶有胃脘困坠感。大便溏，日 1 次，不畅，余可。舌淡红，苔薄腻，有裂纹，脉沉缓。上方去防风，加扁豆 15g，葛根 10g。免煎颗粒，14 剂，开水冲服，日 1 剂。

五诊（2020 年 1 月 9 日）：诉饭后胃胀、胃灼，大便较前好转，日 1 次，余可。舌红，苔薄白，有裂纹，脉缓。患者有乳腺增生病史，近期乳房胀痛，故方药调整，加牡蛎 15g，夏枯草 10g，栝楼 15g，女贞子 15g，地龙 10g。免煎颗粒，21 剂，开水冲服，日 1 剂。

六诊（2020 年 2 月 17 日）：诉大便日一解，不成形，胃下坠，自觉乳房较前减小，乳腺疼痛减轻。上方加肉豆蔻 10g。免煎颗粒，21 剂，开水冲服，日 1 剂。

七诊（2020 年 3 月 26 日）：胃部症状缓解，乳腺症状较前好转，下午小腹胀，矢气后舒，大便日 1 次，间有成形。舌淡红，苔薄白，有裂纹，脉缓。继用上方。免煎颗粒，28 剂，开水冲服，日 1 剂。

八诊（2020 年 5 月 18 日）：小腹胀较前轻，无乳房疼痛，大便不成形，日 1 次，余可。舌淡红，苔薄白，脉缓。上方加苍术 10g，炒山药 10g。免煎颗粒，14 剂，开水冲服，日 1 剂。

九诊（2020 年 6 月 15 日）：诸症减轻，无胃痛，无乳房疼痛。舌淡红，苔薄白，脉缓。胃镜：慢性萎缩性胃炎（C1），胃多发息肉（2020 年 5 月 22 日交通大学医学院附属第二医院）。处理：继用上方 7 剂巩固治疗。

按：该患者以胃痛、胃灼为主症，属于中医"胃痛"范畴，根据病史及舌苔脉象辨证为气机不畅，寒热错杂证，治疗以半夏泻心汤加味，调畅气机，平调寒热。第五诊时患者告知乳腺增生病史多年，结合足阳明胃经循行路线，"从缺盆下乳内廉，下挟脐，下行街中"，故治疗时从调节脾胃气机着手，加软坚散结之品，如牡蛎、夏枯草。脾胃气机调畅则胃痛、乳腺症状消，最终收效较好。萎缩性胃炎治疗疗程公认半年为 1 个疗程，1~2 个疗程复查胃镜，该患者近 1 年复查，胃镜检查较前好转，胃底腺增生和肠化改善，并且治疗后症状消失，疗效明显，以前治疗 5 年从未达到如此效果。若患者兼有乳腺增生，从调阳明经气调治，遵经络循行之道理，阳明经气畅通则乳安。在门诊对此类患者兼顾治疗，就在调中调脾胃气机基础上少加软坚通络引经之品即可。本例乳腺增生曾在多家医院治疗，包括西安有名的东羊市乳腺增生专科医院，并外贴膏药，治疗两三年，效果一般。在此治胃的同时兼治之，效果好。患者告知，她乳房本大于常人 2 倍，加之乳腺增生，更大，着衣时紧绷，胸部难于活动。本次治疗后，除乳腺胀痛消失外，乳房也较前缩小，仍穿以前的衣服时，胸部宽松，身体轻动即感乳房有弹动感，甚是高兴。告知患者病情好转，可以暂停治疗，但患者因此次治疗获效远胜以前，故虽陕北路远，仍前来多次复诊，寻求彻底治愈。

21. 胃痛（唇黑线）案

赵某，男，23 岁，陕西省西安市人。2019 年 7 月 11 日初诊。

病史：诉间断胃胀痛 2 年。胃脘部胀痛，饭后加重，遇冷胃脘部不舒，口苦，无口干，无反酸、胃灼热，食欲欠佳，睡眠可，大便或便秘，或 1d 数次，小便正常。舌淡红，苔白，舌边齿痕，脉缓，口唇有黑紫线条（四五年），男子唇部不宜涂抹遮盖，甚为烦恼，多处治疗不效。胃镜：慢性非萎缩性胃炎。

诊断：胃痛。

辨证：寒热错杂兼气滞血瘀。

治法：平调寒热，佐以行气化瘀。

处方：半夏泻心汤加味。

姜半夏 10g	黄连 6g	黄芩 10g	太子参 15g
干姜 5g	厚朴 10g	枳实 15g	元胡 15g
白及 10g	地龙 10g	砂仁 6g	煅瓦楞子 15g
连翘 12g	桂枝 10g	海螵蛸 15g	

免煎颗粒，7 剂，开水冲泡，温服，日 1 剂。

二诊（2019 年 8 月 1 日）：药后胃胀痛缓解，食纳好转，大便规律，口唇黑线较前色淡，余无特殊不适。脉细缓，苔薄白。于上方加木香 10g，女贞子 15g，继服 14 剂。

三诊（2019 年 8 月 29 日）：服药效佳，胃胀痛几无，仅停药后大便不规律，口唇黑线继续减轻。舌淡红，苔薄白，舌边齿痕，脉沉缓。于上方加防风 10g，继服 21 剂。

按：该患者唇上黑线，一般认为是瘀，当予活血化瘀等治法。分析该患者，男性，年轻，无他病，这就需要分析瘀的前因，即形成瘀的始动原因，结合以上情况，瘀不在血，而始在气，气机不畅，则血行瘀滞，继而显现于血。故治当调气，调气机。症显于唇，唇四白为脾胃所主，自当责之于脾胃气机不畅，致血滞于唇而现唇上黑线，病症分析正确，病机掌握准确，方药投入切病，故药后见效，继续巩固治疗以期恢复正常。2020 年 3 月随访，因新冠疫情而未来就诊，但发过来的照片显示，唇黑线未增重，较去年变淡。

22. 胃痛（胰石）案

秦某，女，48 岁，陕西省西安市人。2020 年 7 月 18 日初诊。

病史：以口苦、胃脘中偏右翻身时疼痛 4 个月为主诉就诊。3 月 25 ~ 31 日因腹痛在航天医院住院治疗，上腹部 CT 平扫：①急性胰腺炎；②胰管扩张并多发性结石；③肝内、外胆管扩张，胆囊增大，胆总管可疑结石，建议进一步检查。胰功三项：血淀粉酶 317U/L、尿淀粉酶 265.0 U/L、脂肪酶 1191.3 U/L。血常规：中性粒细胞比率 81.40%、淋巴细胞比率 13.8%、C 反应蛋白 70.13mg/L、超敏 C 反应蛋白 >10mg/L，其他检查项目略。予生长抑素抑酶和质子泵抑制剂等对症治疗 7d，症状好转出院。出院前复查 CT、血象、胰功、肝肾功等，略有改善，出院后门诊继续巩固治疗。该患者曾于 2014 年因胰腺结石在上海长海医院碎石治疗（全球仅 3 台），碎石 5 次，并取石，好转后回西安。2015 年、2016 年 2 次复查无胰腺结石，故未复查。2020 年 3 月 20 日腹痛复发，3 月 25 日住航天医院。住院治疗虽腹痛消失，但 4 个月来一直胃痛并口苦，转诊于我处。脉缓，舌红，苔薄白腻，苔面少黄。

诊断：胃痛。

辨证：寒热错杂，气机不畅。

治法：寒热并治，调畅气机。

处方：半夏泻心汤加味。

姜半夏 10g	黄连 6g	黄芩 10g	干姜 8g
厚朴 10g	生赭石 10g^{（先煎）}	白及 10g	枳实 12g
连翘 12g	党参 12g	女贞子 15g	煅瓦楞子 15g^{（先煎）}
茵陈 15g	元胡 10g	鸡内金 10g	炙甘草 6g

7 剂，日 1 剂，水煎，早晚分服。

二诊（2020 年 8 月 22 日）：3 剂后胃痛、口苦消失，后 4 剂药继续吃完，已无症状，故未连续巩固。上周胃脘及左胁弓处跳痛，现自行消失。近几日小腿困痛，口不苦。脉缓，舌红，舌苔薄腻，苔面少黄。于前方加木香10g（后下），杜仲15g。7剂，水煎服。

按：本例于2014年确诊胰腺结石前往上海长海医院碎石5次并取石（患者说，如何碎石、取石我们不知），术后效果明显。2015年、2016年复查2次，胰腺结石未复发，后未再复查。2020年3月20日上腹部疼痛又发，3月25日住西安航天医院，检查结果显示胰腺结石、胰腺炎等，航天医院给予一般对症治疗的生长抑素、质子泵抑制剂、抗炎等治疗，好转出院。出院后一直胃痛、口苦，后经人介绍转我处治疗。分析患者病情，考虑病位在胃，病机寒热错杂，气机不畅，治当寒热并用，调畅气机，佐以清胰胆并化石（鸡内金、茵陈）。大方向仍以中医的症、脉、舌辨病机，随病机而添方用药，而不依胰腺结石如何用药。但当今时代，不是老中医时代，既知之则用之，故佐以茵陈、鸡内金，整体还是以中医的辨证为主，而非以西医思路来辨证论治，这是2个概念。故3剂而症状消失，未再发作，故未连续治疗。二诊时左胁弓跳痛，后又自行消失，小腿困，故于前方加木香以行气理气，巩固胁痛，加杜仲补肾止腿困痛苦。其还咨询上海长海医院，对方言这次胰腺结石不可以再碎石了，仅能维持保守治疗，所以可以长期观察。但愿下次无症来巩固。

2021年3月初患者住西安市中心医院全面检查，住院号M4438979，增强CT检查，检查号CT523373，结果：①慢性胰腺炎，伴胰尾部钙化灶；②双肾小囊肿；③双肺间质增生；④纵隔内肿大淋巴结。2021年3月5日，其他检查结果无异常。患者因反复告诉医生说她胰腺结石碎石后胰头复发，近几年检查一直存在，意让医生仔细多看，医生告诉她，是反复看的，并且几个医生同时看的，且是增强CT，清晰度也高，没有看到。患者还自行将增强CT传给上海长海医院的医生，仍说没有，分析有可能是中药把胰腺结石排了，并建议长期间断服中药治疗。患者甚是高兴，有可能胰头的结石排了。故将检查结果（增强 CT 片子和报告）告诉我，正欲给出版社交稿，正好赶上将这情况补叙上。

23. 胃痞兼胁痞案

沈某，女，67 岁，陕西省西安市人。2018 年 10 月 17 日初诊。

病史：2018 年 9 月 18 日到 10 月 10 日住本院本科。当时因在外面治疗，用红参等，周身烦、躁热，时值初秋，人们已穿夹衣了，但其仍薄丝短袖 T 恤，且卧床不安静，辗转反侧。住院检查各项无异常，治疗稍好转，周身虫行窜游走感觉消失，门诊继续巩固治疗。2018 年 10 月 17 日就诊：口早上干苦，下午无，胃脘及两胁胀痛，但较住院时轻，脘、胁及腰带状束紧，硬似板状，但触之软，每天吐气（嗳气）3 次，每次 30min，大便稍干，日 1 次。脉沉细滑，舌红，苔薄白。

诊断：胃痞、胁痞。

辨证：气机不畅，寒热错杂。

治法：调畅气机，寒热并用。

处方：半夏泻心汤加味。

姜半夏 10g	黄连 6g	黄芩 10g	党参 12g
干姜 6g	枳实 12g	厚朴 10g	白及 10g
莱菔子 15g	木香 10g (后下)	地龙 10g	苏子 15g
白芍 15g	甘草 6g	旋覆花 10g (包煎)	

7 剂，日 1 剂，水煎，早晚分服。

二诊（2018 年 10 月 24 日）：吐气减轻，1d 2 次，每次 10min 左右，脘胁腰紧束感减轻 2/10，口干减轻，大便干，日 1 次，已不费力，脉舌同前。于原方去赭石（因其嫌煎药糊药锅底，且药稠，难喝），加桂枝 10g，火麻仁 20g，栝楼 15g，女贞子 15g。7 剂，水煎服。

三诊（2018 年 10 月 31 日）：吐气少，日 2 次，轻微，脘胁胀减半，脘胁腰带状紧束感减仅余 2/10，大便畅快，胸后有憋闷感。

于原方加薤白10g，茯苓15g。7剂，水煎服，巩固治疗。

按：本例是很明显的杂病，涉及多症，非单一脏腑单一病机所能解释，也非西医单一内脏及神经循行可阐清，故归属杂病。始住院时周身烦、躁、热不安，并周身似虫行，走窜游行难忍，于床辗转反侧，治疗减轻继续门诊巩固治疗，脘胁腰似带状紧束感，吐气（嗳气），不同于一般的嗳气和呃逆，口干，大便干。考虑气机不畅，并伏热（病机）口干（表现），这样就抓住了要害，抓住了关键病机，予半夏泻心汤加味。半夏泻心汤调寒热错杂，佐枳实、木香、厚朴调气机升降，使其升降有序，旁及胁腰，是我调中大法的体现，莱菔子、紫苏子助行气健脾开胃，地龙通络助气畅行，7剂而效。二诊加桂枝以温通助气运行，犹如土暖气的运行，非温不行，温则水化气，气行则水行，用药亦如是，故入桂枝，而栝楼、火麻仁一宣一润，肺与大肠相表里，入栝楼宣肺通便，火麻仁直入肠内润燥，使大便畅，则上下气机畅，上下畅则旁及胁腰气机畅，如此连贯窜通整个气机畅顺，则病易调易愈，多数病症即是这样的思维，该病虽杂乱，但抓其要点，犹木偶戏中人提线绳而人物动作一样，纲举目张，关键点考虑到了，病就易愈了。

24. 胃痞兼舌困案

夏某，女，50岁，陕西省西安市人。2019年8月10日初诊。

病史：患者3个月前因发热在其他医院静滴大量抗生素治疗后致肝肾损伤，后经治疗恢复。现胃痞，纳差，口干口苦，进食生冷、油腻食物后，自觉舌似被薄膜包裹困住之感。肠鸣多，大便偏稀溏，日1次，排便不畅，小便正常，夜休可。患者腰腹冰凉，上半身易汗。舌淡红，苔薄白，脉沉缓。

诊断：胃痞、舌困（本人增加，传统无此提法，仅为突出该病而已）。

辨证：气机不畅。

治法：调理脾胃气机。

处方：半夏泻心汤加味。

姜半夏 10g	黄连 6g	黄芩 10g	防风 10g
党参 12g	干姜 6g	枳实 12g	厚朴 10g
白及 10g	茯苓 15g	诃子肉 10g	甘草 6g

7 剂，日 1 剂，水煎，早晚分服。

二诊（2019 年 8 月 17 日）：药后胃痞、口苦减，舌不适感减十之三四，大便不畅，腰腿冰凉疼痛，上半身易汗，余无特殊。舌淡红，苔薄白，脉缓。于上方去防风，加杜仲 15g，续断 15g，桂枝 10g。7 剂，水煎，早晚分服。

三诊（2019 年 8 月 31 日）：饮食注意已无舌上不适，饮食不慎或饮食过多，次日晨起舌稍有不适，大便畅，小便调，肠鸣矢气正常，腰痛减，仍有腿困。舌淡红，苔薄白，脉缓。于上方加木香 10g（后下），7 剂，水煎，早晚分服。

按：本患者舌困有两重意思，一是舌困，理解为累，二是似薄膜包裹困住，这两重意思患者都有。舌为胃之镜，并非仅舌质舌苔，舌的感觉也是胃病的反应。这例可理解为脾胃气机不畅，除胃痞、口苦等症外，于舌局部反应更为明显。舌的气机不畅，表现为舌困，故仍以半夏泻心汤加味调理脾胃气机运化，脾胃之气机运化功能恢复正常，舌的功能也随之正常，故症消矣。

25. 胃痞（食管奔豚）案

肖某，女，34 岁，陕西省西安市人。2019 年 12 月 9 日初诊。

病史：诉胃及胸后下（食管下段）有气堵感半年，并有小气泡感觉，恶心、纳差甚，1d 甚至 1 周不食也无饥饿感。于交大附属二院胃镜检查示：慢性非萎缩性胃炎伴糜烂。脉缓，舌红，苔薄白。

诊断：胃痞。

辨证：气机升降失常。

治法：调理气机升降。

处方：半夏泻心汤加味。

| 姜半夏 10g | 黄连 6g | 黄芩 10g | 党参 12g |
| 干姜 6g | 枳实 12g | 厚朴 10g | 白及 10g |

茯苓 15g	木香 10g	生赭石 10g	连翘 12g
薤白 10g	栝楼 15g	苏子 15g	女贞子 15g
甘草 6g			

7 剂，日 1 剂，颗粒剂，开水冲泡，早晚服。

二诊（2019 年 12 月 16 日）：诉症减，言胸后下气堵感，时嗳气呕气似从胸下而来，而不是胃中来。原方去赭石，加桂枝 10g。7 剂，开水冲泡，温服。

三诊（2019 年 12 月 23 日）：言胸后嗳气消失，原方加丹参 15g，佩兰 10g。7 剂，免煎颗粒，开水冲泡，温服（本常用防风，当时药房无防风，故以佩兰代之）。并言，半年眼黏腻不舒也好了，曾在他院用人工泪液及地塞米松滴眼液治疗半年无效，医言是微循环障碍，嘱咐患者去针灸按摩治疗。

四诊（2019 年 12 月 30 日）：诉纳食增加，身体轻松，胸后气堵感消失，目视清晰，眠差。原方加煅龙骨 15g，7 剂，巩固。

按：本例患者病情虽不甚重，但在他院用药不效，从中医上讲，该患者比较特殊，一般嗳气、呃逆多从胃中发出，而本例患者是从食管下段发出，但胃镜检查仅为慢性非萎缩性胃炎伴糜烂，而没有贲门失弛缓的发现。中医认为是气机不畅，升降失调，故以半夏泻心汤为主加味治疗。初诊效一般，二诊考虑应该有不典型的奔豚症，故去赭石，加桂枝温阳降冲，以达降气止嗳（呕气），药后效显，症状几乎消失。三诊时言半年的眼黏疾也好，说明半夏泻心汤并非只是治脾胃的好方，更重要的是，其调升降，调中，有不治他疾而愈他疾的作用。我多处言中乃大中也，非局限于脾胃中焦之中也，上下皆中也，中气顺，气机畅，游溢精气，脏腑气血充盈，疾病自愈。本例无治眼疾的药物，而效好于眼专科，实乃调中之法突显其功。

26. 胃痞（胃、肠息肉术后）案

贺某，男，49 岁，陕西省西安市人。2019 年 7 月 11～18 日住院治疗胃肠息肉，因门诊多人治疗不效，故住院仅做胃肠息肉而未

服中药。2019 年 8 月 8 日就诊于我处。

病史：诉胃胀满疼痛多年，胃肠息肉切除术后症状缓解不明显，时有恶心，食纳可，眠一般，二便正常。舌淡，苔白微黄，脉缓。辅助检查胃镜：慢性非萎缩性胃炎（2019 年 7 月 15 日本院），肠镜：直肠炎（2019 年 7 月 15 日本院）。

诊断：胃痞。

辨证：气机不畅，寒热错杂。

治法：调畅气机，平调寒热。

处方：半夏泻心汤加减。

姜半夏 10g	黄连 6g	黄芩 10g	干姜 8g
厚朴 10g	生赭石 10g	桂枝 10g	枳实 12g
连翘 12g	党参 12g	煅瓦楞子 15g	白及 10g
木香 10g	茯苓 15g	女贞子 15g	

免煎颗粒，7 剂，日 1 剂，开水冲泡，温服。

二诊（2019 年 8 月 15 日）：诉胃胀痛症状减半，在原方基础上，加防风 10g，以求醒脾助运化，慢性病效不更方，7 剂巩固以求症再减，后而愈。

按：门诊这类患者很多，临床检查清楚，诊断明确，大多医生和患者多认为是息肉造成的，故往往医、患都着重于息肉病，医生建议患者治疗，患者恐癌变，也急于切除，一般不大的可微波等治疗，大的可钛夹套扎治疗，医院治疗都很成熟。但确有一部分病人，息肉治疗后症状如旧，没有任何改善。本例患者即是，并且出院后又去其他医院治疗，仍不效，后又转回我院来我处治疗。分析本例患者，虽有息肉，但症状主要是由于慢性胃炎引起的，故应针对慢性胃炎进行治疗。从中医角度分析，考虑胃痞，辨证认为是气机不畅，故以半夏泻心汤加味调其气机，气机畅则胀痛消，故初诊 7 剂症状减半，二诊巩固而愈。有问，住院前多个医生用药不效，出院西医药无效，何也？只能认为以前用药是不对病的证，中医治疗证为主，对症治疗效果不是很好，对证治疗效果显著。

27. 胃痞案

马某，女，50 岁，陕西省延安市富县人。患胃痞 7 年，多处中、西医治疗无效，2019 年 1 月 14 日初诊。

病史：诉胃痞，胃怕冷甚，不痛不灼不酸，纳差，食后加重，按压胃脘难受，脐上、左、右按压不舒。大便溏，日 1 次，眠可。脉缓，舌红，苔薄白腻。胃镜检查：慢性非萎缩性胃炎（2018 年 6 月 26 日，西安长安医院）；肠镜检查：无异常。既往甲状腺功能减退病史 6 年，常规服药；贫血史 8 年，近期化验结果正常。

诊断：胃痞。

辨证：中焦气机不畅，虚实兼杂。

治法：调和中气，虚实兼顾。

处方：半夏泻心汤加减。

姜半夏 10g	黄连 6g	黄芩 10g	党参 12g
干姜 6g	枳实 12g	厚朴 10g	白及 10g
茯苓 15g	小茴香 6g	吴茱萸 2g	木香 10g^{后下}
甘草 6g			

21 剂，日 1 剂，水煎，早晚分服。

二诊（2019 年 3 月 4 日）：7 剂后胃胀痞消失，能食，食玉米后症状复发，现又胃痞胀，偶尔嘈杂。脉缓，舌红，苔薄白腻，舌边有齿痕。于原方加丹参 15g，防风 10g，14 剂，水煎服。

三诊（2019 年 4 月 25 日）：药后诸症消失，无胃痞等症，纳食正常。近日因饮食不慎病情反复，症见胃痞，按压不舒，怕冷，胃部尤甚，夜间口干，二便正常。脉缓，舌红，苔薄白，腻中少黄。于上方去茴香、吴茱萸，加桂枝 10g，女贞子 15g，石斛 10g，14 剂，免煎剂。

按：胃痞为常见病、多发病，我们上大学时内科教材有胃痛病，而无胃痞病，至 1986 年大学毕业进入医院工作，发现临床上此类患者颇多，诊断胃痛不宜，而病人无胃痛，诊断胃痞，但教科书上又无胃痞，当时很为难，后与上级医生领导沟通也无果，最后还是遇到这类病人就诊断为胃痞，后约至 1997 年脾胃病专业委员会才新增了胃痞病（遗憾的是 30 年前的住院病历资料都没有了，有了就是佐证当时的情况）。此患者仅胃痞，而无胃痛，故诊胃痞无异议（若 30 年前写病历就困难了），7 年来多处治疗为何不见效？至于健脾、助消化、理气消胀等皆用过，分析其乃中焦运化功能乏力，上下气机不畅使然，故以半夏泻心汤加味调其运化、升降，佐以温中暖肠（怕冷甚），是以 7 剂而胃痞症状消失。后反复是因其饮食不慎而作，巩固而愈。而后又作，方才收录该病历。症状虽简单，但 7 年多处中、西医治疗无效，实应归纳总结，以此借鉴，可供参考。

28. 胃痞兼脑迷案

史某，男，55 岁，陕西省黄陵县人。2018 年 10 月 6 日初诊。

病史：诉胃胀，纳差，并从去年开始出现方向感失常，如开车时易迷路，逛商场时易迷路，出超市后，需在门口停 10min，寻找多个参照物以判断东西南北方向。每年查体血脂偏高，中西医治疗效不佳。脉沉滑，舌红，苔薄白。体检查血脂示：甘油三酯 3.3mmol/L，血黏度较高。颈部 B 超：颈动脉及锁骨下动脉斑块。头颅 CT：脑梗死。胃镜示：慢性萎缩性胃炎。

诊断：胃痞。

辨证：气机不畅，浊闭清窍。

治法：和中降逆，化瘀消浊。

处方：半夏泻心汤加减。

姜半夏 10g	干姜 5g	黄芩 10g	黄连 6g
党参 10g	枳实 12g	厚朴 10g	白及 10g
川芎 10g	连翘 12g	元胡 10g	生赭石 10g^{（先煎）}

煅瓦楞子 15g^{（先煎）}

7 剂，每日 1 剂，水煎服，分早晚温服。

二诊（2018 年 12 月 1 日）：因路远且药服后效佳，故自行上方连服 3 周，10 月 31 日查血脂：甘油三酯 1.9mmol/L。诉迷路现象消失，现无其他不适。脉缓，舌红，苔薄白。于前方基础上加白芷10g，7剂，水煎服。

按：本案例为半夏泻心汤的变治法。患者出行易迷路，查血脂较高，乃是清气不升，浊气不降，瘀浊阻滞于窍络。然脾胃为升降之枢纽，半夏泻心汤虽治寒热错杂，但加味后实是调中的基础方，半夏、干姜之辛助脾气之升，黄芩、黄连之苦助胃气之降，枳实、厚朴以行气助升降，配党参以助正气之复，生赭石助半夏以降逆化浊，元胡、川芎活血行气以消瘀。半夏泻心汤是辛开苦降之代表方，加味后不局限于治疗痞证，但凡升降失调之证，中运乏力，上下运行失调等皆可加减运用。脾胃升降正常，运化随之也正常，运化正常消化功能即恢复，不降脂而血脂也正常，血脂正常而迷路症消。这就是说中医就是要有中医的思维，不可血脂高就活血化瘀，机械性思维，实无中医的思维，本患数年西药降脂，中医活血化瘀而不效，也说明了仅活血化瘀不是治疗血脂升高的唯一方法，王书奎博士分别进行了细胞、动物试验和临床研究，证实小檗碱（黄连素）促进肝细胞对"低密度脂蛋白"的吸收，从而降低血脂，其作用机理与"他汀类"药物完全不同，但降脂效果等同于"他汀类"药物，对病人肝肾功能无明显影响。这是仅单味药的研究，而我则辨证施治中应用黄连，当然有配伍，这就不是西学中的思维应用中医药，而是自然中医施治中应用，就无单用黄连苦寒败胃伤阴之弊。

29. 胃痞兼头昏案

郑某，男，50岁，陕西省西安市人。2018年5月10日初诊。

病史：诉胃脘不舒，饭后加重，不痛不酸，偶嗳气，平时有左上臂发麻，头迷迷糊糊（其述"迷得"，陕北方言，就像喝醉酒的感觉，头痛不清晰），纳可，二便调，夜休尚可。舌红，苔白，脉沉缓。甘油三酯2.72mmol/L。

诊断：胃痞。

辨证：中焦失运。

治法：调中消痞。

处方：半夏泻心汤加味。

姜半夏 10g	黄连 6g	黄芩 10g	太子参 12g
干姜 6g	枳实 12g	厚朴 10g	白及 10g
女贞子 15g	海螵蛸 15g（先煎）	元胡 15g	连翘 12g
木香 10g（后下）	红曲粉 3g（兑服）	煅瓦楞子 15g（先煎）	

14 剂，日 1 剂，水煎，早晚分服。

二诊（2018 年 5 月 24 日）：胃痞较前减轻，咽稍干，头迷糊同前，阴囊潮湿，二便可，食纳可，夜休可。舌红，苔薄黄，脉沉缓。于前方加芡实 15g，防风 10g，茯苓 15g，14 剂。

三诊（2018 年 9 月 13 日）：患者来诊，诉 5 月口服汤药治疗后胃脘胀闷症状消失，此次因睡眠欠佳来诊。现症见睡眠时间长，睡眠质量差，醒后仍觉迷糊，头昏蒙不清醒，食纳可，二便调，时有左臂发麻。舌红，苔黄略腻，脉缓。查血脂：总胆固醇 5.9（0～5.2）mmol/L，甘油三酯 5.69（0～1.81）mmol/L。辨证：气机不畅，痰湿阻滞。治法：调畅中焦，清化痰湿。方药：半夏泻心汤加枳实 15g，厚朴 10g，木香 10g（后下），茯苓 15g，连翘 12g，川芎 10g，白芷 10g，红曲粉 3g（兑服），7 剂。

四诊（2018 年 9 月 19 日）：症状稍有缓解，仍有迷糊感，纳欠佳，二便正常。舌红，脉沉缓，苔厚黄，后部稍腻。于上方去木香、茯苓，加鸡内金 10g，炒麦芽 15g，淡竹叶 10g，防风 10g，7 剂。

五诊（2018 年 9 月 26 日）：药后迷糊感明显减轻，睡眠质量较前改善，食纳可，二便调，偶有颈部不舒。脉缓，舌红，苔厚微黄。于上方加桂枝 10g，14 剂。

六诊（2018 年 10 月 10 日）：药后症减，迷糊感十去七八。脉沉缓，苔根部薄黄腻。效不更方，予原方 7 剂。

七诊（2018 年 10 月 17 日）：前几日感冒，现稍有咳嗽、咳痰。脉缓，舌红，苔薄黄。查：血常规（－），血脂：总胆固醇

4.75mmol/L，甘油三酯1.47mmol/L。胸片：右肺中叶陈旧性病灶。于上方加杏仁10g，金银花10g，7剂。

按：此例患者初次因胃脘不适来诊，当时血脂已偏高，嘱患者控制饮食，经中药治疗后胃脘症消。后因睡眠欠佳，常感头昏、迷迷糊糊（陕北方言"迷得"，似喝酒状，头脑不清醒）来诊。患者形体偏胖，又饮食不节，致使中焦失运，痰湿内蕴，虽表现为头目昏蒙，但病因实在脾胃，故二诊投半夏泻心汤，加枳实、厚朴、木香增强行气通降之功，茯苓利水渗湿以通水道，中焦积滞化生伏热，予连翘清宣伏热，再加红曲粉以消积滞，川芎引经上行头目，白芷升发脾胃清阳，服药7剂后症状有所缓解。食纳欠佳，胃脘胀闷消失，故四诊去木香、茯苓，加鸡内金、炒麦芽以健胃消食，同时淡竹叶、防风加强轻疏伏热之力。五诊患者迷糊昏蒙感明显缓解，偶有颈部不舒，效不更方，予原方加桂枝，一为温通经脉以助血行，二为温阳化气以利水湿。六诊症状已十去七八，守方继服。七诊因受凉感冒，稍有咳嗽、咳痰，随症加杏仁、金银花以疏散风热、宣肺止咳。复查血脂，其甘油三酯及胆固醇已降至正常范围。对于血脂的治疗，传统中医多活血化瘀，然本例患者多处中、西药不效，所以常感头脑不清醒，迷得，我以半夏泻心汤调理脾胃的运化功能，脾胃受纳、腐熟水谷，游溢精气，是以脾胃运化功能健旺，所食水谷精微则可运化为精气，充盈身体，无沉积，故无血脂高。若纳食正常，运化不足，不能将精微运化成精气，精微沉积体内，则血脂升高，久之再沉着于血管壁，是为粥样硬化，继之斑块形成，临床上经常遇到血脂高西药不效、中药活血化瘀无效者，是认识不够，治疗不正确，我从这点入手调理，往往获效。本例即可为证（曾有一例中西药3年无效的高脂血症也是通过调理运化而获正常，10年前的住院患者，尚未找到原出院病历资料，故未做案例整理）。

30. 胃痞兼二阴不利案

杨某，男，53岁，陕西省延安市宜川县人。2019年11月10

日初诊。

病史：诉胃痞胀，食后尤甚，自觉食物停滞胃中不动，并大便不畅，小便不利，早上饮水后不解小便，饮水多至肚子憋胀仍不解，双下肢及头面不肿，眠差，夜醒后不易再入睡，夜尿 2～3 次，血压、血糖等正常。舌红，苔薄微黄，脉沉缓。

诊断：胃痞兼二阴不利。

辨证：虚实兼杂，气机不畅。

治法：平调虚实，佐以理气消胀，温阳化饮利小便。

处方：半夏泻心汤加味。

姜半夏 10g	黄连 6g	黄芩 10g	党参 12g
干姜 6g	枳实 12g	厚朴 10g	白及 10g
茯苓 15g	桂枝 10g	木香 10g^(后下)	鸡内金 12g
甘草 6g			

6 剂，日 1 剂，水煎，早晚分服。

二诊（2019 年 11 月 16 日）：胃胀明显减轻，食后食物滞胃中感觉消失，大便较前畅并量多，主要是小便通利，二阴通。予原方巩固治疗，并加蛇床子 10g，淫羊藿 10g，丹参 15g，7 剂，水煎服，以助温肾缩泉。后随访，二诊后小便白天通利，夜间减少至 1 次或无。

按：本例患者除中焦气机不畅外，还兼二阴不畅，故以半夏泻心汤治其中焦气机，佐以木香加重行气之力，桂枝温阳通利小便，配茯苓更与桂枝互助利小便之力。合方调中并兼通利二阴，实乃大中（并非中焦之中，上下及二阴也在中之列，即大范畴的中）之认识的临床应用。胃痞，乃中焦气滞，半夏泻心汤方证，然又有二阴不通，即大便量少不畅，早上喝水而无小便，腹憋胀而不小便，但 B 超检查无异常，尿化验结果无炎症感染，小便时无灼痒痛感。小便下焦无热症，属大中气滞，气机不畅，在中表现为胃痞，在下表现为二阴不通，即大便量少不畅，小便饮水而无，鉴于此，调中（大中），调气机，故以半夏泻心汤为主加味，初诊 6 剂而胃痞消，二阴二便通畅。效以验证认识正确和治疗方药的精准。初诊时并夜尿多，但初诊当时不治，是忌温肾摄泉，恐小便不利，初诊后小便通利，二诊方再用之，则无他虑。所以治病宜分先后，在此体现了。

31. 胃痞兼腰凉（未治之症而治）案

雷某，女，62岁，陕西省蒲城县人。2020年12月8日初诊。

病史：胃脘胀不适两三年，纳可，胃脘不灼不酸，不甚痛（偶尔少有），大便不成形，日1次，夜肠鸣甚，口苦、咽干，B超示胆囊切除术后，胃镜检查示慢性非萎缩性胃炎伴胆汁反流，脉沉缓，舌苔薄白。

诊断：胃痞。

辨证：气机不畅，寒热错杂。

治法：调畅气机，寒热并用。

处方：半夏泻心汤加味。

姜半夏10g	黄连6g	黄芩10g	干姜8g
厚朴10g	生赭石10g^(先煎)	白及10g	枳实12g
连翘12g	党参12g	女贞子15g	茯苓15g
炙甘草6g	元胡10g	木香10g^(后下)	诃子10g
煅瓦楞子15g^(先煎)			

7剂，日1剂，水煎，早晚分服。

二诊（2020年12月16日）：胃痞、口苦减轻2/10，肠鸣未减，大便成形，日一解。特别追叙腰部似冷风吹感减轻8/10（初诊时未述腰部有冷风吹感）。于上方去诃子，加小茴香6g，鸡内金15g，7剂，水煎服。

三诊（2020年12月23日）：腰部冷风吹感消失，胃痞胀、口苦虽减仍有，舌苔片状白腻。于上方加苍术10g，防风10g，7剂，水煎服。

按： 此例胃痞案简单，临床上很多。初诊时未叙腰部似冷风吹感，患者看病，往往在哪一科看叙哪一科症状，它科症状往往不叙，再还有其他症状多处治疗不效，也就不管了（治疗都无效，也就麻痹了），所以初诊时也就未叙腰部冷风吹感，多年不愈，多处治疗不效。二诊时告腰部冷风吹感减轻 8/10，甚是高兴，多年治疗不效的病症一次就减轻了多半，十去其八，故特别叙之。三诊后腰部冷风吹感消失。所以言半夏泻心汤的神奇功效，还在于未治之症，在治疗他症时往往会好，本例即是未治之症而愈案。初诊未有治疗腰部及冷风吹的药物，二诊叙冷风吹感减轻明显，十去其八。医案中肖某眼症也是例证。再者，在窦某案中提及气机不畅，气不行至，则腹凉十年多不愈，本例同样，气机不畅，气机不行于腰，故有腰凉似冷风吹感，气机畅通了，气行所到之处，气温煦则无冷感。这也告诉我们，治寒治痛治痹等要考虑气机，甚至不效之症也要考虑气机。而调中升降大法，不局限拘泥于肝气、疏肝解郁等，鉴之。

32. 胃痞兼不寐案

邓某，女，55 岁，陕西省西安市人。2020 年 4 月 18 日初诊。

病史：诉胃不舒，似无根大树倒塌，口苦，胃灼，食纳差，睡眠差，大便 2d 1 次，有焦虑症病史。舌淡红，苔薄白，脉缓。胃镜：萎缩性胃炎伴胆汁反流。

诊断：胃痞。

辨证：寒热错杂，气机不畅。

治法：平调寒热，调畅气机。

处方：半夏泻心汤加减。

姜半夏 10g	黄连 5g	黄芩 10g	党参 10g
干姜 6g	白及 10g	枳实 12g	木香 10g^(后下)
连翘 12g	元胡 10g	焦栀子 12g	生赭石 15g^(先煎)
厚朴 10g	牛蒡子 15g	生地 20g	煅龙骨 15g^(先煎)
肉桂 6g	甘草 6g	煅瓦楞子 15g^(先煎)	

7 剂，日 1 剂，水煎，早晚分服。

二诊（2020 年 4 月 25 日）：药后患者自觉心中安静，胃似无根大树倒塌症状基本消失，睡眠改善，余症减轻。继用上方加减，巩固治疗，生地调整为30g，加茯神15g，女贞子15g，7剂，水煎服。

按：患者以胃似无根大树倒塌为主症，中医当诊断为胃痞，辨证为气机不畅，寒热错杂。胃痞虽以胃脘痞满不舒为主症，但临床上患者自觉症状各异，描述也不尽相同，故本案也当归为胃痞范畴。治疗上仍以调中为大法，方用半夏泻心汤加味，平调寒热，调畅气机，使脾胃升降有序则症状减轻。方中黄连、肉桂取交泰丸之意，交通心肾，以助睡眠。重用生地，配伍女贞子滋肾养血，肾水济则虚火不会上炎，以达到宁心安神之效。

33. 胃痞（胃沉感）案

第五（复姓）某，女，43岁，陕西省西安市人。2020年7月18日初诊。

病史：诉常于凌晨4~5点因觉胃沉重致醒七八年，醒后需俯卧入睡，久则上肢及颈部不适，转为侧卧，反复变换睡姿，不得眠，多处中、西医治疗不效。胃镜检查结果显示：慢性非萎缩性胃炎（西电医院，2019年8月）。纳食少，口臭，大便日1次，成形。脉细缓，舌淡红，苔薄白。

诊断：胃痞。

辨证：气机不畅，寒热错杂。

治法：调理气机，寒热并用。

处方：半夏泻心汤加味。

姜半夏10g	黄连6g	黄芩10g	干姜8g
厚朴10g	生赭石10g^{（先煎）}	白及10g	枳实12g
连翘12g	党参12g	丹参15g	女贞子15g
煅瓦楞子15g^{（先煎）}	元胡10g	防风10g	桂枝10g
甘草6g			

7剂，日1剂，水煎，早晚分服。

二诊（2020年8月8日）：7剂药后症状几无，已能正常睡觉，黎明 4~5 点已无感觉。原方加茯苓 15g，木香 6g（后下），7 剂，水煎服。

三诊（2020 年 8 月 22 日）：诉早上少有胃脘不舒，但不用俯卧，食纳正常，且食味香，大便正常，腰困，舌苔正常，舌边白沫。于上方加鸡内金 15g，杜仲 15g，蛇床子 10g，7 剂，水煎服巩固。

按：这个病例很简单，临床上很多见，往往表现的是夜间胃灼或灼痛，该患者表现的是胃沉重，严格意义上是一样的。人们多西医解释，即夜间酸爆破，也就是夜间 1~3 点胃酸最高（24h 算），而作为中医，几乎没有人去从中医角度分析解释，用药多西药制酸抑酸治疗。而本例七八年不愈，中西医治疗不效，这么小的病折磨人已七八年这么久了，卧不能平卧，非俯卧不可，又不能久，辗转姿势，不得眠。中医分析认为是气机升降失常，气不畅行，故沉重；夜 3~4 点阳气不足，故在此时发作，以半夏泻心汤加味调中。调中的升降气机，调中的运化，佐以桂枝温通阳气，并助气机运化，是以七八年的不治之病随药到而病除。

34. 胃痞（胃压感）案

郝某，女，65 岁，陕西省西安市人。2019 年 10 月 19 日初诊。

病史：患者既往曾在我科住院 2 次。胃镜检查示：慢性萎缩性胃炎，病史 5 年，常间断治疗。本次就诊诉：食后胃脘如石头压迫感，并气短。脉缓，舌红，苔薄白。

诊断：胃痞。

辨证：虚实兼杂，气机不畅。

治法：虚实并治，理气和中。

处方：半夏泻心汤加味。

姜半夏 10g	黄连 6g	黄芩 10g	党参 12g
干姜 6g	枳实 12g	厚朴 10g	白及 10g
茯苓 15g	丹参 15g	女贞子 15g	生赭石 15g（先煎）
甘草 6g			

7 剂，日 1 剂，水煎，早晚分服。

二诊（2019 年 10 月 26 日）：诉胃脘如石压感消失，又出现胸后气上冲咽而咳症。于上方加桂枝 10g，地龙 10g，栝楼 15g，浙贝母 10g，7 剂，水煎服。

按：治病必求于本，本即阴阳。本拆开为木，下一横为地，地上的树身一根，树之枝多矣，就是要抓住要害一点。中医看病，往往去繁就简，去多从少。胃痞之病症，有诉胃胀，有诉如拳头顶着，有述气憋脘口上下不通者，本例述如石头压迫，最后确定是痞证，是痞证自然离不开泻心汤。本例对证而用是方，故初诊 7 剂而愈，至于又有他症，在此基础上随症加味。

35. 胃痞（填塞感）案

刘某，女，62 岁，陕西省蒲城县人。2020 年 8 月 26 日初诊。

病史：诉进食时有似把食物塞进去的填塞感半年。半年来自觉胃扩张差，有塌陷感，伴口干苦、纳差，胃灼热，大便 2～3 次/d，成形。脉细缓，舌红，苔薄中黄腻。检查：^{14}C 呼气试验阳性（155），钡透：胃下垂（2020 年 7 月 9 日，本院）。胃镜：慢性萎缩性胃炎（2020 年 5 月，本院）。

诊断：胃痞。

辨证：寒热错杂，气机不畅，运化失司，兼湿。

治法：寒热并用，调畅气机，运脾化湿。

处方：半夏泻心汤加味。

姜半夏 10g	黄芩 10g	黄连 6g	干姜 5g
太子参 15g	厚朴 10g	枳实 15g	白及 10g
元胡 15g	生赭石 15g	苍术 6g	煅瓦楞子 15g
海螵蛸 15g	连翘 12g	防风 10g	丹参 15g
茯苓 15g	诃子 6g	鸡内金 15g	甘草 6g

免煎颗粒，7 剂，日 1 剂，早晚分服。

二诊（2020 年 9 月 2 日）：服药 3 剂后效好，饭量明显好转，舌黏腻不适感减轻 5/10。现口干苦稍轻，眠差，入睡难，入睡后梦多，腿困减，原有胃烧的感觉现次数减少，大便 2~3 次/d，成形。原自觉"胃陷下去自己弹不起来"明显好转。脉缓，舌红，苔薄黄腻。上方加女贞子 15g，木香 6g。免煎颗粒，7 剂，日 1 剂，早晚分服。

三诊（2020 年 9 月 9 日）：食纳好转，食后食物似塞进去感明显减轻。眠差，多梦，咽干，下午口（酸）味较前好转。大便日 2~4 次，成形，肠鸣似翻腾。脉细缓，舌红，苔薄少腻黄。上方去丹参、木香，加地龙 10g，煅龙骨 15g，肉桂 5g，淡豆豉 10g。免煎颗粒，7 剂，日 1 剂，早晚分服。

按：该患者自觉胃脘似陷进去，食物似塞进去，胃的扩张差，辨为脾胃气机不畅，运化无力，津液失布，运化无力而湿生，故见口干苦、纳差、大便次数增多等症。以半夏泻心汤加味，调中气的运化，使气机运化如常，则湿化津布，纳运如常。初诊中加防风醒脾，疏邪外出，丹参、茯苓利湿活血，加速湿浊排出，苍术、诃子化湿涩肠，鸡内金消食开胃。二诊加女贞子补肝肾促运化，木香 6g 略行气机。三诊大便 2~4 次/d，肠鸣似翻腾，气机逆乱活跃，故去木香、丹参加地龙疏通。眠差，多梦，加煅龙骨、肉桂、淡豆豉调之。全方前后以调中、调畅气机兼化湿为主线，诸症皆消。

36. 胃痞（胃灼）案

汪某，女，52 岁，陕西省西安市人。2018 年 10 月 11 日初诊。

病史：诉胃灼 7 个月，伴胃胀，无嗳气呃逆。口臭、口干，咽干，舌尖涩。胃灼继之足心烧，平素手足冷，大便正常，便后肛口灼烧，小便时灼热，无尿痛，次数正常。脉缓，舌红，舌苔薄白。

诊断：胃痞（应该诊断为胃灼）。

辨证：寒热错杂，气机不畅，伏热内生。

治法：调理寒热，畅通气机，兼清伏热。

处方：半夏泻心汤加味。

姜半夏 10g	黄连 6g	黄芩 10g	干姜 8g
厚朴 10g	生赭石 10g（先煎）	白及 10g	枳实 12g

连翘 12g　　　党参 12g　　　蛇床子 10g　　　女贞子 15g

元胡 10g　　　防风 10g　　　甘草 6g　　　生石膏 10g^{（先煎）}

煅瓦楞子 15g^{（先煎）}

7 剂，日 1 剂，水煎，早晚分服。

二诊（2018 年 10 月 17 日）：诉胃灼减轻，小便灼热减轻，口臭消失，肛门口灼烧减轻十之七八，左手足心热，右手足心冷。上方加桂枝 10g，白芍 12g，7 剂，水煎服。

三诊（2018 年 10 月 31 日）：胃胀减轻，胃少热不灼（程度明显缓解），大便正常，便后肛口灼烧消失，头有胀痛，手足心冷、热（左手足心热，右手足心冷）消失。于上方加川芎 10g，木香 10g（后下），7 剂巩固。

按：这是一例普通的胃灼案，但胃灼同时兼有手足热度左右不一，一边热、一边冷，胃灼后肛口灼。整体分析乃气机不畅，脾胃伏火，伏火随气行至何处，何处灼，不可判其神经之类的焦虑抑郁症。中医认为气机运行畅通，气贯周身；气机不畅，则郁而化火，此乃伏火，不可意断实火，截然相反，差之毫厘，谬以千里，左右寒热者，皆阴阳也，患者左右手足心寒热不一，乃阴阳不调；口臭、胃灼、肛灼，上中下也，是以调中调气调阴阳为主，佐以清理伏火，故而瘥愈快，并他处之灼也愈。最后就诊，临走时双手合拢弯腰致谢，是我之效获之奖励。

37. 胃痞（胃僵）案

薛某，男，66 岁，陕西省西安市人。2020 年 3 月 26 日初诊。

病史：诉常自觉胃部似煮熟的牛肚的感觉已 20 余年。因其长期饮食不规律，喜饮酒、食生冷等，在多家医院、多次他人治疗皆不效，后转诊我处，服药有效，但不彻底，故多次就诊或住院。胃镜检查多次，皆慢性浅表性胃炎，幽门螺杆菌阴性。其他症状有阴湿，龟头"糟"，手触似掉皮屑感觉。脉缓，舌红，苔薄白（20 余年舌苔薄白不厚），于 2020 年 3 月 26 日网上咨询问诊（新冠疫情期间）。

诊断：胃痞。

辨证：气机不畅。

治法：调理气机，助脾运化。

处方：半夏泻心汤加味。

姜半夏 10g	黄连 4g	黄芩 10g	干姜 8g
厚朴 10g	白及 10g	枳实 12g	生赭石 10g^{（先煎）}
连翘 12g	党参 12g	丹参 15g	土茯苓 15g
白芷 10g	防风 10g	蛇床子 10g	煅瓦楞子 15g^{（先煎）}
元胡 10g	桂枝 10g	伸筋草 15g	淫羊藿 10g
侧柏叶 10g	泽泻 10g	女贞子 15g	炙甘草 6g

7 剂，日 1 剂，水煎，早晚分服。

二诊（2020 年 4 月 4 日）：诉胃像牛肚被煮熟感觉消失，胃好似苏醒一样，几十年没有过的感觉。原方加川芎 10g，吴茱萸 2g 巩固。

按：本例患者患病 20 余年，曾多次在他院他人处治疗不效，因其工作性质长年在外，生活不规律，饮食不规律，喜欢饮酒等，诉胃像煮熟的牛肚似的，僵硬感困扰其 20 余年，多处中西医治疗不效。中医皆依脾胃病论治，用健脾益气、除湿运化、理气消胀等法，方用参苓白术散、健脾丸、三仁汤等皆不效，后经人介绍转诊于我处，虽效，服药好转，但不彻底，生活饮食不注意即发作，相比他处还是有效，所以近 10 年一直坚持间断地治疗，好好犯犯，坚持在我处治疗。并多次住院及门诊治疗，胃镜检查多次皆慢性浅表性胃炎，幽门螺杆菌阴性，舌苔多年不厚，一直是薄白苔。本次因疫情网上咨询处方，引用外科思维，筋骨紧绷加用伸筋草，考虑胃像牛肚被煮熟的感觉"僵"不舒展，尤像筋骨紧绷症，于平时所用半夏泻心汤加味基础上加伸筋草 15g，没想到出奇的效好，多年像煮熟的牛肚的胃，一下子苏醒了，甚是高兴。分析，仍是以半夏泻心汤加味，调其升降、调其运化，佐引外科治疗方法伸筋草而获效。考虑年龄已 66 岁，有阳虚不足以运化水湿，故聚而为浊，在龟头黏膜有"糟"感，手搓即掉皮屑感觉，用淫羊藿温肾阳助化饮，浊液化精，黏膜恢复正常。后巩固未再发作。

38. 胃痞兼胃缩案

张某，男，68岁，陕西省咸阳市永寿县人。2021年1月25日初诊。

病史：脘腹胀3个月，并胃收缩感，似陷下去，胃收缩时并汗出，大便不成形，每日3～5次，体重4～5个月消瘦10kg。胃镜检查为慢性胃炎，颈动脉彩超检查显示颈动脉狭窄，予造影并安装支架，患者拒绝，在当地及咸阳市多家医院多人诊治不效，遂转我处诊治。脉沉滑，舌苔薄白少腻。

诊断：胃痞。

辨证：气机不畅。

治法：调畅气机，佐以温阳活血。

处方：半夏泻心汤加味。

姜半夏10g	黄连6g	黄芩10g	干姜8g
厚朴10g	生赭石10g	白及10g	枳实12g
连翘12g	党参12g	女贞子15g	防风10g
元胡10g	川芎10g	白芷10g	煅瓦楞子15g
桂枝6g	炙甘草6g		

免煎颗粒，14剂，日1剂，开水冲泡，温服。

二诊（2021年2月18日）（正月初七）：药后精神明显好转，胃部已胀起，平展，无收缩感，且汗少了，偶尔有胃部轻微不舒，睡眠差（多年，工地干活，睡得晚，近不打工了），于上方加茯神15g，煅龙骨15g，肉桂5g，14剂，服法同前。

按：本例患者除胃胀腹胀外，并有胃收缩感，像是陷进去的感觉一样，且收缩时汗出，对于此，多从气虚下陷考虑，非也，我考虑为气机不畅，气不畅行，故陷进去的感觉，犹如绳索摆动、唱戏甩袖、跳云裳舞绸缎摆绸一样，气展则伸展，气不展则缩坠一样，所以中医是脏象，可以用自然身边的事来比喻，不可拘泥于气虚下陷，这也是他医不效之因，我有效之果。该患者是其儿带媳妇因久病不效慕名诊治，药后效显，故二诊带其父及其女（5岁）也来诊治，因年前，考虑服用方便，其要免煎颗粒剂（3个人同时吃药，煎实在不便），其效仍好，年后初七第1个班，3人皆来复诊，都很高兴，效果是唯一高兴的事情。告学生，1个病人好了，是你碰的，一家3个病人好才是真的水平，如此这样，患者陆续会给你介绍很多患者的。

39. 胃痞兼便秘（十二指肠淤积）案

程某，女，16岁，陕西省西安市人。2020年9月10日初诊。

病史：食后胃胀甚半年，有时呕吐，大便秘结3~5年，一般4~7d一解。曾于8月11日在西安交大第一附属医院做上消化道钡剂造影检查，结果为十二指肠淤积。脉细缓，舌红，苔薄白。

诊断：胃痞、便秘。

辨证：气机不畅，升降失调。

治法：调畅气机，理气通便。

处方：半夏泻心汤加味。

姜半夏10g	黄连6g	黄芩10g	干姜8g
厚朴10g	生赭石10g	白及10g	枳实12g
连翘12g	党参12g	白芍15g	桂枝10g
女贞子15g	元胡10g	木香10g	牛蒡子10g
煅瓦楞子15g	炙甘草6g		

免煎颗粒，7剂，日1剂，开水冲泡，早晚温服。

二诊（2020年9月17日）：药后胃胀减轻，纳食增加，大便日一解。上方去女贞子，加丹参15g，莱菔子15g，7剂，免煎，服法同前。

三诊（2020年10月12日）：言二诊无初诊药效好，前2d未便，后5d每天一解，量不大。于上方加火麻仁20g，7剂，冲服同前。

四诊（2020年11月12日）：一般情况可，不甚胀，大便日1

次，仅感消化差。于上方加鸡内金15g，7剂，冲服同上。

五诊（2020年12月10日）：病情稳定，纳可，大便可，日一解，月经量少，周期正常。于上方加川芎10g，当归15g，7剂，冲服同前。

按： 该患者食后饱胀，并呕吐，大便秘结4~7d一解，在交大一附院7月26日B超检查报告正常，8月11日上消化道钡剂造影检查结果：十二指肠淤积，予聚乙二醇电解质散、盐酸伊托必利分散片、枯草二联活菌肠溶胶囊联合治疗，不效，还在别的医院治疗仍不效，经人介绍转诊我院。分析患者上下两个病，西医诊断明确，中医认为气机不畅，运化无力，升降失常，在上表现为胃胀、呕吐，在下表现为便秘，是以当调气机运化，使胃肠蠕动功能恢复。在上则胀消呕吐止，在下则大便通，故选调中药方半夏泻心汤加味，加重理气消胀排便，故7剂效果明显，已不吐，胀微，大便通畅日一解，后在初诊基础上加减调整巩固。并嘱其不要多食，食后趴床或蹲会，平时适量活动，生活规律。是以衣食起居相适，即医患配合，求远期疗效。十二指肠淤积症即十二指肠壅积症，是指各种原因引起的十二指肠阻塞，以致十二指肠阻塞部位的近端扩张、食糜壅积而产生的临床综合征。主要为上腹部疼痛和饱胀症状，多在进食过程中或进食后发生，恶心、呕吐胆汁样物，有时因上腹饱胀而自行设法呕吐以缓解症状。此病症实难治疗，是调中法的更好体现。

40. 胃痞兼上中下不通案

周某，男，42岁，陕西省咸阳市人。2020年4月15日初诊。

病史：诉脘腹胀满2年余，咸阳本地及多处治疗不效，经人介绍转西安我院就诊。脘腹胀满，多食胀甚则痛，眠差易醒，大便每日一两次，成形质黏，肛门口下坠感，矢气不畅，似向外挤压感。自诉咽—胃—腹部—肛门上下不畅通感明显，嗳气出或矢气后稍得舒，否则自上而下胀满不适，难以名状。脉缓，舌红，苔薄白。

诊断：胃痞。

辨证：气机不畅。

治法：升降并调。

处方：半夏泻心汤加味。

姜半夏 10g	黄连 6g	黄芩 10g	干姜 8g
厚朴 10g	生赭石 10g	白及 10g	枳实 12g
连翘 12g	党参 12g	丹参 15g	茯苓 15g
白头翁 10g	肉豆蔻 10g	蛇床子 10g	煅瓦楞子 15g
元胡 10g	桂枝 10g	砂仁 8g	木香 10g
女贞子 15g	甘草 6g		

免煎颗粒，7 剂，日 1 剂，开水冲泡，早晚分服。

二诊（2020 年 4 月 27 日）：诉脘腹胀减半，矢气较前畅。于原方加紫苏子 15g，莱菔子 15g，小茴香 6g，因工作外出，故 14 剂。

按：本例患者 2019 年 11 月 14 日曾来就诊，症状表现如上述，药三五剂即效，症状大减。后因年底工作繁忙，并饮酒及饮食不慎，病情时有反复，加之新冠疫情未连续诊治，2020 年 4 月 15 日就诊时方述"咽—胃—腹部—肛门"不畅通，故以此次为初诊，较为确切。本次明确言"咽—胃—腹部—肛门"不畅通，上嗳气及下矢气稍得舒，矢气如挤压不畅，若矢之畅响则症状暂缓，这样症状自咽及肛，正好如我调之中，大中，上下之中，非中焦之中可概之、可言之，正是调中治法的体现，故予半夏泻心汤加味治疗，调理升降气机，气机畅顺，则病症愈，故 7 剂症减半。二诊于原方基础上加苏子利上气机治咽，莱菔子通腑理气治肠，以期上下并行畅通，达到更好疗效。

41. 胃痞（翻山越岭感）案

雷某，女，50 岁，陕西省西安市人。2020 年 5 月 25 日初诊。

病史：诉间断肠鸣 3 年余，腹胀，腹中气窜如翻山越岭感。纳差，偶有胃痛，矢气不多，大便 2～3d 一行，前干后稀。脉细缓，舌红，苔薄白。肠镜：未见明显异常；胃镜：慢性非萎缩性胃炎伴糜烂（2014 年 9 月 22 日，陕西省中医医院）。

诊断：胃痞。

辨证：脾胃气机不畅。

治法：调理脾胃气机。

处方：半夏泻心汤加味。

姜半夏 10g	黄连 6g	黄芩 10g	太子参 10g
干姜 6g	枳实 12g	厚朴 10g	连翘 12g
白及 10g	鸡内金 15g	元胡 10g	生赭石 15g^{（先煎）}
木香 10g^{（后下）}	女贞子 15g	小茴香 6g	甘草 6g
煅瓦楞子 15g^{（先煎）}			

7 剂，日 1 剂，水煎，早晚分服。

二诊（2020 年 6 月 1 日）：诉肠鸣减轻，无气窜如翻山越岭感，大便头干症状有所改善，仍 2～3d 一行，并胃脘冷痛。于初诊方加火麻仁 20g，吴茱萸 2g，7 剂，水煎服。

三诊（2020 年 6 月 8 日）：诉腹胀减轻 6/10，偶有肠鸣，大便干。于上方加肉苁蓉 20g，7 剂，水煎服。

按：患者体型瘦高，身高 166cm，体重 51kg，考虑为胃肠内脏器官下垂，肠管折叠弯曲严重，气行不畅，至拐弯处很难通过，故有翻山越岭的感觉。中医病机认为是脾胃运化功能失调、胃肠气机不畅所致，故以半夏泻心汤加味，调理脾胃运化，并佐以温通行气，是以初诊 7 剂症状减轻，效继守方，后加以巩固而愈。中医解剖虽不如西医，但对常见病不单是功能解释，还应该从解剖学上解释认识疾病，这样更好理解疾病的病因病机，对治疗选药很有帮助，这例即是验案。

42. 胃痞（脘腹前后扇动感）案

马某，男，25 岁，宁夏回族自治区人。2018 年 1 月 27 日初诊。

病史：诉胃脘胀满不适 2 年余，多方求治不效。弯腰时脘腹不适加重难忍，脘腹前后有扇动感，凹凸起伏状，就诊时明显可见。

纳食可，眠可，大便不成形，日 1 次，小便可。脉缓，舌红，苔薄白。

诊断：胃痞。

辨证：气机不畅。

治法：调畅气机。

处方：半夏泻心汤加味。

姜半夏 10g	黄芩 10g	黄连 5g	干姜 6g
党参 10g	枳实 12g	厚朴 10g	白及 10g
煅瓦楞子 15g^(先煎)	连翘 12g	元胡 10g	生赭石 10g^(先煎)
茯苓 15g	木香 10g^(后下)	诃子 15g	旋覆花 10g^(包煎)
吴茱萸 2g	甘草 6g		

7 剂，日 1 剂，水煎，早晚温服。

二诊（2018 年 2 月 3 日）：患者诉脘腹扇动起伏感消失，胃脘胀满不适明显减轻，遗憾首诊未录视频资料。原以为该病迁延 2 年未愈，或需多次调治，再因首诊无暇，欲二诊或后再录视频，不料病情告愈，实乃患者之幸，医者之幸。继守前方巩固。

按：脾胃同居中焦，脾主升清，胃主降浊，浊气不降，走窜中焦，清气不升，下生飧泄。患者胃脘胀满难忍 2 年余，无法弯腰，弯腰更加难受，其症难忍难于言表，多处诊治不效，不可思议。因其年轻，体质好，为体力劳动者，非脑力劳动者，又不久坐，且睡眠尚好，基本上可排除西医所谓的焦虑症、抑郁症，中医的情志致病，其另一症状颇为奇特：站立时见脘腹胀满，有起伏感，视诊明显，诊时学生第一反应这个起伏感很特别，我也是初次见到如是的病人，甚是疑惑。根据患者胃脘胀满之症，诊之胃痞无误，结合起伏感，仍考虑中焦气机不畅，运化不畅，而气机时畅时郁，故有起伏感，方用加味半夏泻心汤以辛开苦降，调中气机，复脾之升、胃之降。加茯苓健脾利湿，诃子温脾敛泄，木香、旋覆花行中焦之浊气以降逆，吴茱萸味辛性热，走脾入胃，温中降逆。纵观全方，调中气之运化，使气机畅顺，无郁滞之弊，则疾愈也。

43. 胃缩案

于某，女，32 岁，陕西省西安市人。2019 年 8 月 12 日初诊。

病史：诉胃脘痞满不适 5 年余，伴嗳气、"胃缩"感，即胃似向一起收缩的感觉。多处健脾开胃益气等法治疗，方药参苓白术散、香砂六君子汤、健脾丸等不效，转诊于我院。脉缓，舌红，苔薄白。

诊断：胃痞。

辨证：脾胃气机不畅。

治法：调理脾胃气机，佐以温通活血。

处方：半夏泻心汤加味。

姜半夏 10g	黄连 6g	黄芩 10g	党参 12g
干姜 6g	枳实 12g	厚朴 10g	白及 10g
茯苓 15g	桂枝 10g	丹参 15g	甘草 6g

7 剂，日 1 剂，水煎，早晚分服。

二诊（2019 年 8 月 19 日）：嗳气减轻，胃缩症状去十之八九。述小腿冷痛（天气热，吹空调引发）。于初诊方基础上加防风 10g，杜仲 15g，细辛 3g，7 剂，水煎服，继续巩固。后因工作忙，在网上咨询并开中药 2 次巩固。

2019 年 10 月 18 日为求进一步巩固而复诊（第五次）。此时正值秋冬交替季节，天气渐冷，是胃病复发季节，诉近日胃不舒嘈杂，有气冲咽感，痰多，偶胃缩，时限短。于初诊方加木香、苏子、地龙、防风，7 剂，水煎服。

按：本例各症状皆好理解，唯有"胃缩"不好理解，长期治疗不效（包括中西医）。患者多处求治不效，有医者给患者定焦虑症之感知异常。中医多认为是脾虚，治疗多以健脾益气，方以参苓白术散、健脾丸、香砂六君汤等治疗，仍不效。本人认为是脾胃运化功能失调、胃中经气不通所致，故以半夏泻心汤加味调理脾胃运化，并佐以温通，是以初诊 7 剂胃缩症十去之八九，效果显著。后因工作饮食不注意等复发，网上复诊问诊开处方药，再巩固而愈。

44. 胃饮兼气窜案

路某，男，50岁，陕西省渭南市蒲城县人。2020年8月12日初诊。

病史：诉周身游走窜痛1年，脚、腿、躯体、上肢皆有发作，无规律。西医诊断焦虑症、躯体感知异常，予黛力新和帕罗西汀等治疗，症状缓解约一半后再无继续减轻，服药期间时有反复，停药后反复如初，转求我处中医治疗。追问患者，诉胃凉、纳差、胃中咕噜声响，大便不成形，日1次，眠差易醒，汗出。脉缓，苔薄腻，苔面少黄。

诊断：胃饮、痛痹。

辨证：气机不畅，运化无力。

治法：调畅气机，佐以温阳化饮。

处方：半夏泻心汤加味。

姜半夏10g	黄连6g	黄芩10g	干姜8g
厚朴10g	生赭石10g	白及10g	枳实12g
连翘12g	党参12g	煅龙骨15g	茯神15g
煅瓦楞子15g	白芷10g	桂枝10g	地龙10g
杜仲15g	续断15g	甘草6g	

免煎颗粒，7剂，日1剂，开水冲泡服。

二诊（2020年8月19日）：胃咕噜鸣响叫声消失，胃凉减半，周身窜痛减半，眠较前好转，其他诸症明显减轻。上方加细辛6g，防风10g，7剂，免煎颗粒，开水冲泡服用。

按： 本病例首先考虑胃饮之病，这点先从30年前说起。我们30年前上大学（1981年），中医内科教科书仅列胃痛病，无胃痞病，到临床工作发现好多病人不痛，仅痞胀，但教科书无胃痞诊断名。当时病历即以胃痞写，实在为难，书上没有，病人确如是，只能诊为胃痞，还需多方论述解释，以应对检查。幸好后来教科书出现了胃痞病名，正好印证了以前的诊断。再后来，发现好多病人胁胀不痛，这又和胃痞一样，教科书无胁痞病名。我在学会论文交流中已写过这类的文章，临床一直在用胁痞的诊断，并指导研究生论文也写过这方面的文章。本书中胁痞也有医案，可参阅。胃饮病名，也是本人列出，实是临床实践的写照，病人不胀不痛，就不可能去诊断胃痞、胃痛，仅咕噜咕噜地叫鸣，这只能诊断为胃饮（病名即兼病机，我认为很合理，或可考虑其他病名，待同仁商定），这又不知道何年何月才有明确公布。所以说中医很伟大，西医很强大，伟大的要不断进步、完善，才能永恒保持伟大。不能仅就那几个病，临床指导意义就差很多了，而西医有一个从未诊断的病，也可以列出来，往往贯以发现者的名字，这类病临床上很多，中医切切实实地应该学习参考。回归本病，诊断胃痞不行，诊断胃痛不行，依症求病，只有诊断胃饮，我认为合理，供大家参考。这就再依症依病求证，即病机，即中医的辨证论治，当辨有饮，遵"病痰饮者当以温药和之"意，故应温阳化饮，而本人善于调中，调中气运化，运化复则水湿行，水湿行则饮自化，故本病仍以半夏泻心汤加味调中之运化气机，佐以温阳通络化饮，是以7剂后胃咕噜咕噜鸣叫声消失，除胃症消失外，周身窜痛也减半，其他诸症并同时兼治也明显减轻。是以我常论及，中气充足畅通，运化健旺，兼症并未针对性治疗而获治愈。几个月的周身窜痛也7剂减半，后又巩固7剂而痊愈。

45. 胃饮（舌沙、舌硬感）案

杨某，女，58岁，陕西省西安市人。2020年6月20日初诊。

病史：诉口黏，似有沙子样感觉1年多，说话时感觉舌硬、不流利，不舒服，口至咽有扎痛感，并且说话时有痰涎泛溢口腔，需唾出。头部CT正常，多处中西医治疗无效，转诊到我处。脉缓，舌红，舌苔薄腻，苔面微黄。

诊断：胃饮。

辨证：脾胃运化乏力，水饮成痰上泛。

治法：调理脾胃运化，和胃化饮。

处方：半夏泻心汤加味。

姜半夏 10g	黄连 6g	黄芩 10g	干姜 8g
厚朴 10g	生赭石 10g(先煎)	白及 10g	枳实 12g
连翘 12g	党参 12g	女贞子 15g	茯苓 15g
煅瓦楞子 15g(先煎)	地龙 10g	桂枝 10g	炙甘草 6g

7 剂，日 1 剂，水煎，早晚分服。

二诊（2020 年 7 月 11 日）：药后诸症减轻十之三四，说话时吐痰也已减轻（实是胃中黏液，患者认为是痰）。因经常外出，所以未连续治疗。上方加木香 10g（后下），紫苏子 15g，7 剂，水煎服。

三诊（2020 年 9 月 26 日）：口中沙子感觉消失，舌硬消失，说话吐唾黏涎减轻十之七八，受风后右半身麻，睡眠质量差。上方加竹茹 10g，煅龙骨 15g（先煎），14 剂，水煎服。

按：这例是饮证。说话时不时有胃中黏液上泛口中，需唾出，当考虑是胃饮。至于口中有沙子感觉，乃是饮化热象，舌硬，是饮阻气机，气血不畅所致。头部 CT 正常，排除脑梗等病症。在外治疗无效，拘泥于舌硬，也没有认识到饮病，故也没有针对饮的治疗，是以初诊 7 剂即见效，因其忙，每诊间隔时间久，尤第 3 次与第 2 次间隔 2 月余，但每诊后症状减轻，停药后未复增。在这期间也未服用他药，其在此治疗前中西医治疗无效，因在此取效，故不服他药。

46. 胃饮案

商某，男，5 岁，陕西省西安市人。2020 年 7 月 11 日初诊。

病史：胃鸣响如咕噜叫声 1 年，晚上重，偶尔打嗝，舌上有地图苔（母述，陪诊），体重 1 年未增加，纳食一般，大便正常。脉细缓，舌红，苔薄白。有地图苔。

诊断：胃饮。

辨证：脾胃虚弱，运化无力。

治法：健脾益胃，助运开胃。

处方：五味异功散加味。

陈皮 4g	炒白术 6g	厚朴 3g	防风 3g
干姜 2g	扁豆 5g	肉豆蔻 3g	砂仁 3g^{（后下）}
太子参 5g	甘草 1g		

6 剂，日 1 剂，水煎，早晚温服。

二诊（2020 年 7 月 14 日网上复诊）：各症皆无，舌苔好转。于原方去扁豆、肉豆蔻，加白及 3g，茯苓 5g，山药 5g，连翘 3g。免煎颗粒，7 剂，开水冲泡，早晚温服。

三诊（2020 年 7 月 21 日）：患儿无症状，虽三亚湿热并每天玩水，咕噜胃鸣未复，故网上复诊，舌苔好转。于前方加侧柏叶 3g。免煎颗粒，14 剂，开水冲泡，温服。

按：传统教科书上无胃饮这一病名，该患儿胃不胀，不诊胃痞，偶胃痛，偶打嗝，皆不重，故也不诊，只是胃中常有咕噜响声，似水翻浪（腾）感觉（其母述），故诊断胃饮证病，我觉得合理，只是不对应教科书，然教科书也无此证病。按中医传统理论，"病痰饮者当以温药和之"，再结合患儿地图舌，体重 1 年未增，考虑脾胃虚弱，运化无力，治疗当然对于证对于理，以五味异功散加味，健脾益胃，助运开胃，温化水饮，故 3 剂即愈，症消失，二诊欲直接两周，考虑孩子去三亚，不知道气候环境及饮食等适应否，故 7 剂巩固观察，7 剂期间患儿仍好，故三诊 2 周巩固。胃饮病证初诊 3 剂已愈，后续巩固治疗实是使胃肠功能再恢复再提高，促使其体重增加（本案非半夏泻心汤案，列入为了说明胃饮病，供参考）。

47. 呃逆（食管裂孔疝）案

路某，女，50 岁，甘肃省庆阳市人。2018 年 9 月 17 日初诊。

病史：诉胃痞胀 2 年多，每晚饭后及夜晚加重，并伴胸闷气短，呃逆声重，声音深沉且长，少许泛酸，心烦多梦，眠差，纳食正常，大便正常，矢气多，天凉时小便频多。舌淡红，苔薄腻，脉缓。就诊时呃声频作，闻之声深、沉、长。胃镜检查显示：慢性浅表性胃炎，食管裂孔疝（2017 年 1 月 12 日，西京医院）。

诊断：呃逆、胃痞。

辨证：气机不畅，胃失和降。

治法：调理气机，和胃降逆。

处方：半夏泻心汤加味。

姜半夏 10g	黄连 6g	黄芩 10g	干姜 8g
厚朴 10g	生赭石 10g	白及 10g	枳实 12g
连翘 12g	党参 12g	煅瓦楞子 15g	元胡 10g
茯苓 15g	桂枝 10g	旋覆花 10g	蛇床子 10g
炙甘草 6g			

免煎颗粒，14 剂，日 1 剂，开水冲泡，温服。

二诊（2019 年 1 月 21 日）：诉上次药后胃胀、呃逆、胸闷、气短消失，故未连续治疗。现进食过多或饮食不慎易出现胃脘不舒，口角易烂，鼻腔干燥，手指易脱皮，特来复诊巩固并治疗上述其他症状。于原方加防风 10g，侧柏叶 10g，木香 10g，煅龙骨 15g。免煎颗粒，21 剂，开水冲泡，温服早晚 2 次。

按：患者初诊、二诊时间相差 4 个月，跨度大，因此得以观察，药后长期疗效佳，此患者为很好的实例。食管裂孔疝的发病率高，临床的确诊率很低，一是胃镜医生检查的水平，二是该病是在变化的，有时查时未发作，所以漏诊率很高，前几年有人曾研究统计，确诊率仅 10%，即漏诊率 90%。本人临床经验，一是呃逆持续时间长，甚者数月数年；二是呃逆声音"深、沉、长"，有无检查确诊的都可按食管裂孔疝考虑。至于治疗，西医仅是胃动力剂，过去是吗丁啉，现在是莫沙必利。有的效果好，大多数效果一般。而中医治疗，普遍认为是胃失和降，离不开和胃降逆，我本人认为，作为动力剂，应该加协调二字，即协调动力剂，这样认识就提高了。而中医治疗，和胃降逆是对的，大家都在用，也是这样认识的，本人认为仍在中医之阴阳二字、升降二字，故基础应是调中，调中之升降，即调阴阳，治病不离于本，本即阴阳，在此基础上再增加和胃降逆，则是认识更高，治疗效果更好，本例即实例说明。

48. 呃逆（糜烂性胃炎，拟诊食管裂孔疝）案

闫某，女，70岁，陕西省西安市人。2019年1月10日初诊。

病史：诉呃逆1年多，呃频，声深沉，无胃胀痛、泛酸、胃灼热等症状。呃逆多在空腹及饭后，饭后易头晕头痛，食纳正常，二便正常。曾在我院及其他医院治疗，无效。胃镜检查：糜烂性胃炎，慢性非萎缩性胃炎（2018年6月1日）。舌淡红，苔薄白，脉细缓。西医诊断同前，并考虑拟诊食管裂孔疝。

诊断：呃逆。

辨证：胃气不和，气机上逆。

治法：调和气机，降逆止呃，佐温阳降冲。

处方：半夏泻心汤加味。

姜半夏10g	黄连6g	黄芩10g	党参12g
干姜6g	枳实12g	厚朴10g	白及10g
茯苓15g	木香10g	桂枝10g	川芎10g
白芷10g	旋覆花10g	甘草6g	

免煎颗粒，14剂，日1剂，开水冲泡，早晚分服。

二诊（2019年2月11日）：呃逆已减少，时有时无，进热食几无，进凉食及食多尚有，但较前少。于原方基础上加女贞子15g，苏子15g，14剂。

三诊（2019年3月4日）：近2周呃逆并胁腋部不舒，考虑前面有效且好，故原方不变，仅加栝楼15g，7剂。

四诊（2019年3月11日）：呃逆症状减轻，呃时感觉气上冲。于原方加地龙10g，白芍15g，7剂。

五诊（2019年3月18日）：呃逆已减半，胃中时有振水声，食油大、肉多、难消化食物易呃，其他情况下呃少。在原方基础上加檀香6g（上诊时偶尔有胸闷气短），14剂。

六诊（2019年4月1日）：呃逆少，食不合适或量多易呃逆。于原方加砂仁6g，鸡内金15g，14剂。

七诊（2019 年 4 月 15 日）：呃逆仅余十之一二，胃中振水声也微，揉时才有。原方巩固治疗，14 剂。

按：食管裂孔疝的临床诊断率不足 10%，临床上实际患病者较多，但因胃镜检查难以确诊，故漏诊率很高。上消化道造影检查也易漏诊，医者们往往忽视。当见到呃逆，尤其是顽固性的，长期久治无效，包括中西医治疗，又无胃部特殊情况者皆可考虑拟诊该病，本例即是这种情况。患者西医治疗无效，转我院中医仍无效，后转其他医院治疗仍无效，再又转回我院求治，不仅依胃镜检查为依据，不单单给予黏膜保护剂和制酸剂治疗，而依患者主症呃逆为主，参合呃逆深、沉、长，西医不单考虑糜烂性胃炎，应该考虑有食管裂孔疝的存在，中医也不参照西医，考虑为气机不畅，胃气上逆，故按半夏泻心汤方加味治疗，并且引用奔豚方意之温阳降冲于其中，是以方后即效。中途反复，正合了脾胃运化不足，食多食肉易作，故桂枝在温阳降冲的同时，配合其他的药物，也有助运的功能，并佐消导等药。该病还应考虑食管胃的协调蠕动功能，不是简单的给予动力剂，而中药这块又是强项，调中调气机升降，综合功效，方见显效，希望大家鉴之习之用之。

49. 呃逆（伴下肢胀硬）案

叶某，男，29 岁，陕西省西安市人。2019 年 5 月 23 日初诊。

病史：诉腰椎间盘突出病后双下肢胀硬，按揉下肢不定处则胃胀呃逆，病已 8 年。胃不痛、不灼、不酸，纳食正常，大便正常，小便黄，口苦不干。脉细缓，苔薄白。

诊断：呃逆。

辨证：气机不畅。

治法：调畅气机，佐以温阳降逆。

处方：半夏泻心汤加味。

姜半夏 10g	黄连 6g	黄芩 10g	党参 12g
干姜 6g	枳实 12g	厚朴 10g	白及 10g
茯苓 15g	木香 6g	桂枝 10g	杜仲 15g

续断 15g　　　　　甘草 6g

免煎颗粒，7 剂，日 1 剂，开水冲泡，早晚分服。

二诊（2019 年 6 月 6 日）：复查腰椎片示：L2、L4、T11 椎体变扁，腰椎退行性病变，腰椎 1 度滑脱。诉下肢胀硬感减轻，按揉已不呃逆，时有矢气增多。上方基础上加地龙 10g，伸筋草 15g，7 剂巩固。

按： 这例病历，按压下肢不定处则呃，原因分析，仅从脾主肌肉实四肢解释，不能很好地令人信服，可理解为肢—脑—胃的反馈，使人觉得是理想的解释。不管怎样解释，患者病属实，存在，且已 8 年之久，多处中医、西医治疗无效，这就需要另辟蹊径，何以解之？考虑到上下气机不畅（大中概念，不局限于中焦之中），调其上下气机，佐以温阳降逆，故 7 剂呃逆消失，后巩固而愈。

50. 呃逆案

张某，女，59 岁，陕西省西安市人。2018 年 9 月 18 日初诊。

病史：诉呃逆半年，加重并咽喉异物感 2 个月。无胃痛，时有胃胀，饭后易呃逆，口灼、口涩。舌淡红，苔薄白，脉缓。咽喉可见大片滤泡增生。胃镜检查：慢性萎缩性胃炎，胃多发小息肉（西京医院 2018 年 3 月 2 日）。予兰索拉唑肠溶胶囊、铝镁加混悬液、莫沙必利治疗无效。

诊断：呃逆、梅核气、胃痞。

辨证：寒热错杂，气机不畅，痰瘀咽喉。

治法：寒热并用，理气降逆，消瘀化痰。

处方：半夏泻心汤加味。

姜半夏 10g	黄连 6g	黄芩 10g	党参 12g
干姜 6g	枳实 12g	厚朴 10g	白及 10g
牡蛎 15g	皂角刺 10g	杏仁 10g	浙贝母 10g
甘草 6g			

免煎颗粒，7 剂，日 1 剂，开水冲泡，早晚分服。

二诊（2018 年 10 月 18 日）：药后咽堵消失，呃逆减轻，未及时复诊，停药1周，现口气热、咽干，欲张口呼吸。予上方加女贞子15g，防风10g，7剂巩固。

　　按：临床上这类病人很多，内科医生多以症状及胃镜检查结果来用药，很难取效。因咽喉未治疗，而耳鼻咽喉科医生则仅以咽喉用药，又不兼治胃食管反流，所以也无效，即使有效，效微时短。此种病症，应胃食管反流症和反流性咽喉炎同时治疗，否则效果差，本例即是。先治胃不效而转诊求治，考虑胃的升降失调，胃气上逆，上冲咽喉，久之则咽喉痰瘀，故咽喉堵塞似物梗，在上有热，在下有寒，故以半夏泻心汤加味治疗，调其寒热升降气机，佐以消瘀化痰，是以药证投机，故见显效。是病不大不重，但令人困扰，咽梗堵异物不除，患者易考虑食管癌，反而加重情绪，使病更重。学生及患者常问，你是如何治好的？我在此方面已应用20多年了，咽胃同治则好，仅治一点则不好，近年来随着认识的提高，已有反流性咽喉炎的诊断，这类病的治疗也会随着认识的提高，患者将得到有效的治疗。

51. 呃逆（急性发作）案

程某，男，50岁，陕西省西安市人。2018年10月10日初诊。

病史：打嗝20h。患者诉前一日中午进食韭菜饺子后出现呃逆，胃胀，影响正常生活（教师，因呃逆不能上课带教）。自幼进食肉类、偏凉食物后即急入厕，泻下稀糊状大便，小便正常，睡眠正常。舌淡红，苔薄少黄，脉沉缓。

诊断：呃逆。

辨证：气机不畅，升降失常。

治法：行气消瘀，降逆止呃。

处方：半夏泻心汤加味。

姜半夏10g	黄连6g	黄芩10g	太子参15g
干姜5g	厚朴10g	枳实15g	元胡15g
连翘12g	茯苓15g	旋覆花10g^(包煎)	桂枝10g
诃子15g	甘草6g		

7剂，日1剂，水煎，早晚分服。

二诊（2018年10月17日）：患者诉服药2剂后打嗝即消失，至今未再反复。

按： 该患者自幼进食生冷食物后即急入厕，脾胃素虚寒，功能不健，本次进食韭菜饺子后打嗝20h。韭菜为长纤维蔬菜，难以消化（中医为运化），现代人因工作等原因常年在外就餐，外面餐食饺子皮厚，再者不能确定蒸煮是否到位，几点重合，更难消化。食积胃府，阻碍气机，不降反升，故见呃逆，是患诊之为呃逆，辨之为气机不畅，升降失调，治以调理脾胃气机，降逆止呃，方投半夏泻心汤加味，加枳实、厚朴以行气理气，赭石、旋覆花以降逆止呃。更重要的是套入奔豚方义，温阳降冲。此患者素体虚寒，其为教师，因呃逆已不能上课带教，甚是烦恼，故方投重，是以第2剂服1次（即一剂半）呃即消失，二诊求巩固来时未再反复。

52. 奔豚（脐部跳动感）案

张某，男，62岁，陕西省宝鸡市麟游县人。2019年1月14日初诊。

病史： 诉胃脘胀痛20余年，伴口干、口苦，嗳气或呃逆，肠鸣多，矢气多，不臭，并脐部有悸动感也已20余年，跳动则全身疲软无力，嗳气或矢气后舒，困扰患者20余年，大便日一解，头干后稀。肠镜检查结果无异常，心电图检查结果无异常，胃镜检查结果显示：慢性浅表性胃炎伴胆汁反流（3年前，县医院）。脉缓，舌红，苔薄白。

诊断： 胃痛，奔豚病（奔豚变症）。

辨证： 气机不畅，虚阳上冲。

治法： 调理气机，温阳降冲。

处方： 半夏泻心汤加味。

姜半夏10g	黄连6g	黄芩10g	干姜8g
厚朴10g	生赭石10g	白及10g	枳实12g
连翘12g	党参12g	丹参15g	茯苓15g

煅瓦楞子 15g　　　元胡 10g　　　桂枝 10g　　　木香 6g

甘草 6g

免煎颗粒，14 剂，日 1 剂，开水冲泡，温服。

二诊（2019 年 3 月 11 日）：诉脐左上悸动（跳动）感明显减少，十去其八，此症 20 余年多处治疗未曾减轻好转，胃脘胀痛减轻，偶有呃逆、嗳气，气出后舒，停药 10d 症状未发作（路远且在山里交通不便，未能连续诊治），再停药症状少有反复。于原方加女贞子 15g，紫苏子 15g，7 剂，继续巩固治疗。后未再诊，随访方知基本无症状，也未再反复。

按：本病患者胃脘胀痛并脐左上悸动（跳动）20 年，胃脘胀痛不难理解和认识，但治疗 20 年无效，这就要结合脐上悸动合并分析，心电图检查结果正常，肠镜检查结果正常，仅胃镜检查结果显示：慢性浅表性胃炎伴胆汁反流。脐上悸动，可考虑奔豚之变症。悸动即冲，阳气不足，水气凝结，气机不畅，故悸动，所以治疗上应该温阳化气行水。以半夏泻心汤加味调气机，调升降运化，佐以桂枝、茯苓温阳化饮，除水气凝结，二者结合应用，初诊 14 剂症去十之八分，20 年未减（更谈不上愈）的症患去之大半，甚是高兴，后再巩固而愈，随访未复发。学生问，其他老师几十年没见到 1 例麟游患者，我告其麟游在宝鸡山里，交通不便，至今没有高速路，能来的患者多是介绍来的。

53. 奔豚变证（右腋）案

张某，女，48 岁，陕西省西安市人。2019 年 4 月 20 日初诊。

病史：诉自觉右腋下有气向上冲窜，并右肩胛骨旁似有气团块停滞，进食后咽部堵塞感，食纳可，夜休可，大便偏干，日一解，小便正常。既往胃病多年，间断来诊；甲状腺结节术后 20d；有乳腺增生病史，平时时有乳部刺痛、胀痛。舌淡，苔薄白，脉细缓。

诊断：奔豚。

辨证：气机不畅。

治法：行气消痞，平冲降逆。

处方：半夏泻心汤加味。

姜半夏 10g	黄连 6g	黄芩 10g	干姜 5g
太子参 15g	枳实 12g	厚朴 10g	元胡 15g
生赭石 10g（先煎）	栝楼 15g	地龙 10g	桂枝 10g
茯苓 15g			

7 剂，日 1 剂，水煎，早晚分服。

二诊（2019 年 4 月 27 日）：诉服药第 2d，腋下气冲窜感及右肩胛骨后气团块感即消失，现觉脘部及右胁下 2 处交替不舒，食后咽部堵塞感稍有减轻，乳部症状消失，2d 未解大便，余无特殊。脉缓，舌淡红，苔薄白。于上方加木香 10g（后下），牡蛎 15g（先煎），浙贝母 10g，12 剂。

按：奔豚是气从少腹斜行于胃而上冲咽喉，本例是脘部气上冲，当考虑奔豚之变症；背部气团块状滞留，考虑气机凝滞，予半夏泻心汤调升降气机，加桂枝、茯苓温阳降冲，地龙通络，栝楼宽胸散结，且能润肠通便，故初诊 7 剂而效且症消。复诊上冲症消，咽喉症仍有，原方基础加重利咽、散结之力，巩固治疗。

54. 奔豚变证（耳后）案

李某，男，62 岁，陕西省西安市人。2019 年 10 月 9 日初诊。

病史：诉 10d 前食油腻食品后出现胃脘胀痛并两胁不舒，大便干稀不定，两耳后似火上冲并头晕麻木感。脉缓，舌红，苔白厚腻，苔面黄。

诊断：胃痞、胁痞、奔豚（变症）。

辨证：气机不畅，寒热错杂。

治法：调理气机，寒热并用，佐以活血潜阳，引火归原。

处方：半夏泻心汤加味。

姜半夏 10g	黄连 6g	黄芩 10g	干姜 8g
厚朴 10g	生赭石 10g	白及 10g	枳实 12g
连翘 12g	党参 12g	丹参 15g	茯苓 15g
煅瓦楞子 15g	元胡 10g	牛膝 15g	甘草 6g

免煎颗粒，14 剂，日 1 剂，开水冲泡，早晚分服。

二诊（2019 年 10 月 23 日）：诉药 4 剂耳后火冲感消失，胃胁胀减轻，余 10 剂未服，自作备用药，以防后发而服。近因情绪不好，并一次性喝牛奶过多，且因胆囊已切除，症又作而诊，于上方加减调理并巩固，后愈。

按：患者因饮食不慎致胃脘及胁下痞胀不适，并耳后火气上冲，考虑气机不畅，佐引火归原治，其效甚好，4 剂症消。余药停而不服，认为其效著，欲留而备用，患者真是鉴别疗效的试金石。分析其效显著，并非引火归原，仅牛膝并加活血通络之品不可能有此效，实是调节中之上下气机，在此基础上佐引火归原才有如是卓效。

55. 胸腋背痛案

白某，女，65 岁，陕西省延安市富县人。2020 年 12 月 12 日初诊。

病史：生气后胸腋背（肩胛骨缝隙）痛 2 周，服逍遥丸、木香顺气丸等不效，纳食一般，大便稀不成形，日 1 次。脉缓，舌红，舌苔薄白，苔面少黄。

诊断：胸（腋背）痛。

辨证：气机不畅。

治法：调理气机（上下升降），佐以宽胸。

处方：半夏泻心汤加味。

姜半夏 10g	黄连 6g	黄芩 10g	干姜 8g
厚朴 10g	生赭石 10g（先煎）	薤白 10g	枳实 12g
连翘 12g	党参 12g	栝楼 15g	茯苓 15g
桂枝 10g	地龙 10g	元胡 10g	炙甘草 6g

7 剂，日 1 剂，水煎，早晚分服。

二诊（2020 年 12 月 19 日）：言药 1 周，胸腋背痛皆消，大便基本成形。上方加苍术 10g，7 剂巩固。

按：该患者发病虽有生气情绪因素，但脉缓不弦，故不以肝气郁结诊断和辨证施治，而以气机不畅辨证，所以用半夏泻心汤加味，调理气机，并加桂枝、地龙温阳通络。气机畅则郁滞通，通则不痛，故2周之胸腋背痛皆消。此患者3年前曾高血脂多处治疗无效（不降，更不能达到正常水平），后在我处中药调理2个月正常，询问其原来病历资料和化验结果资料，因搬家丢失。故这次病后服几种药不效，从陕北富县专程过来医治，1周症消，不失患者期望。从本病历体会，不可因生气就断肝气郁结，当与脉象参合，是为辨证，再半夏泻心汤加味后调气上下、升降作用相当的好，并可旁及周边左右前后，可鉴。

56. 胃寒案

陈某，女，54岁，陕西省西安市人。2019年6月1日初诊。

病史：诉胃脘不舒、凉甚，夏季若从空调室内至屋外，则感口中发凉，呼出气息亦感凉意。闻及烟味，甚则从吸烟者旁边经过，即感舌咽至胃部明显不舒。食纳一般，口苦，二便调，夜休可。脉缓，舌红，苔薄白。

诊断：胃寒。

辨证：脾胃虚寒。

治法：调理气机，温中散寒。

处方：半夏泻心汤加味。

姜半夏10g	黄连6g	黄芩10g	太子参15g
干姜5g	厚朴10g	枳实15g	元胡15g
白及10g	连翘12g	桂枝10g	防风10g
甘草6g			

10剂，日1剂，水煎，早晚分服。

二诊（2019年6月15日）：药后胃凉及闻及烟味胃脘不舒感消失，时有烘热汗出（去年绝经，有烘热汗出但较轻），余无特殊不适。脉缓，舌淡红，苔薄白，舌边齿痕。于上方加龙骨15g（先煎），苍术6g，7剂。

三诊（2019年6月22日）：上诊胃凉及胃不适感已无，近1周未反复。天气转凉则汗少。前几日咽喉肿痛，左耳堵、嗡鸣，自服黄连上清丸2d，缓解。脉缓，舌淡红，苔薄白，舌边齿痕较前少。于上方加茯苓15g，女贞子15g，7剂。

按： 本病以调中焦升降气机，佐以桂枝温中，防风性辛、微温，祛风散寒，初诊10剂后胃凉及出凉气症消，并且闻及烟味（从吸烟人旁经过）咽至胃脘不舒感缓解。若单一温中暖胃健脾祛寒治疗，胃凉会好转，但从吸烟人旁经过咽至胃脘不舒症可能不减，因此认为脾胃升降失司，而半夏泻心汤即调脾胃之升降气机之方，故其2个特殊症状皆好转。再者，调即是补，非补是补也，一切的病症，先调畅气机而后补，或调补结合，效果更好。治疗后其在路上专找吸烟之人，随吸烟者几乎贴身同行，验证是否还有见烟不舒感觉，故早上在路上反复随同吸烟者同行五六个人，皆无以前的异样感觉，甚是高兴，几乎跳起来（后告）。前几日咽肿耳鸣症，自服黄连上清丸，不知是否对症，但有效，何也？因咽肿耳鸣是火，服之皆效，实火无妨，如为虚火，则寒凉伤之，久服原病症会加重，故嘱其停服，仅在原方加茯苓，淡渗引火下行自小便而去，女贞子平补肝肾而坚阴制火。

57. 胁痞案一

林某，男，38岁，福建人，现住西安市。2019年11月27日初诊。

病史：诉右胁胀闷不适1年多，偶嗳气、肠鸣，大便头干后不干。胃镜检查结果：慢性非萎缩性胃炎（2018年12月27日，西安市第三医院）；B超检查多次，提示脂肪肝，或无异常；肝功能检查报告正常，乙肝两对半1、4、5阳性，乙肝DNA阴性，肝病史15年。肝病近几年稳定，右胁胀闷不适，偶有隐痛1年余，曾在福建及西安多地多个医院治疗无效，转诊到我科，也多人治疗无效，又转诊我处。脉缓，舌红，苔薄白。

诊断：胁痞，胃痛。

辨证：气机不畅。

治法：调畅气机，和胃通腑。

处方：半夏泻心汤加减。

姜半夏 10g	黄连 6g	黄芩 10g	煅瓦楞子 15g^{（先煎）}

姜半夏 10g　　黄连 6g　　黄芩 10g　　煅瓦楞子 15g^(先煎)

厚朴 10g　　枳实 12g　　白及 10g　　木香 10g^(后下)

丹参 15g　　茯苓 15g　　连翘 12g　　甘草 6g

7 剂，日 1 剂，水煎，早晚分服。

二诊（2019 年 12 月 4 日）：诉右胁胀闷不适及肠鸣减半，即十去其五，言平时四肢手足冷。于原方加桂枝 10g，防风 10g，7剂，巩固。

按：不要认为有肝病史即诊胁痛，也不要认为症在胁部即诊胁痛，当辨别是非，是痛？是胀（痞）？而后断病在肝？在肠？本例病历，因有肝病史 15 年，所以惯性思维即考虑肝病，再又有脂肪肝，在这方面做了大量相关的检查，治疗或疏肝解郁，或疏肝利胆等，药用和肝理脾丸等多种药物治疗无效，患者多处转而就诊。病史采集大家相同，1 年多无人问及肠鸣否？分析该病，虽简单，但1 年多无效，患者多处就医，肝何以鸣之？鸣声也是追问出来的，你没有这方面的经验和认知，你是不会问症有无肠鸣的？你的认识造成你问诊的情况，你的判断造就你的治疗方法以及药物。本例从治肝移到治肠兼胃，从脏病移到腑病，病位变，才是真正地认识到病的病位，病的性质，病的机理，病的病机，故初诊 7 剂（药尚在医院煎，不是自己煎，也不是免煎颗粒，这 3 种剂型，我多年观察和大多数病人的反馈，在医院机器煎的效果最差）症减半，再巩固而愈。因此，见病不可惯性思维，不可局限思维，要真正认真详细询问病史，分析病症，辨证病机，依证施方处药，确定是在脏在腑，是原有病还是新的他病？这样才能很好地治疗很普通而又不效的患者。

58. 胁痞案二

王某，男，54 岁，陕西省西安市人。2019 年 4 月 24 日初诊。

病史：间断左胁下胀满、疼痛 1 年。进食 1h 后疼痛明显加重。曾于原南京军区医院行胃镜检查示慢性萎缩性胃炎伴糜烂（C1），给予抑酸、保护胃黏膜、促动力药物等对症治疗，症状有所缓解。近日无明显诱因症状加重，现症为左胁下胀痛，时有胃脘胀满，餐后加重，伴呃逆，肠鸣音活跃，无矢气，喜温喜按，头晕，余无不适，纳食欠佳，夜休差，多梦，二便可。既往因"胃间质瘤"行切除术。舌淡暗，苔白腻微黄，脉缓。行钡餐灌肠示结肠脾曲高于肝曲2个椎体以上，结肠的脾曲成角小于45°；乙状结肠过长盘曲。

诊断：胁痞。

辨证：升降失调，气滞湿阻。

治法：平调升降，消痞散结，行气利水。

处方：半夏泻心汤加味。

姜半夏 10g	黄连 6g	黄芩 10g	太子参 10g
干姜 6g	枳实 12g	厚朴 10g	连翘 12g
生赭石 15g	元胡 10g	小茴香 6g	茯苓 15g
木香 10g	防风 10g	甘草 6g	

免煎颗粒，14剂，日1剂，开水冲服，分2次服用。

二诊（2019年5月9日）：左胁下胀满明显减轻，夜间时有胃脘胀满减轻，矢气后减轻。上方加女贞子15g，丹参15g，14剂，服法同上。随访病情平稳，继服固效。

按： 病因病机为年老体虚，加之饮食不节，损伤脾胃，脾运不及，胃气不降，肠道气机阻滞，故见左胁下及胃脘胀满；矢气后缓解，可知病变在肠道，患者经多次检查、钡剂灌肠可排除其他疾病，诊断为结肠脾曲综合征。本例患者乙状结肠过长造成盘曲，加重症状。结肠脾曲综合征严重者通常可行手术治疗，患者症状尚轻，可予保守治疗。气机失调则见左胁下胀痛，胃脘胀满，餐后加重，胃气不降则呃逆，脾虚则纳食欠佳，脾虚清阳不升则头晕，喜温喜按为脾阳虚寒。处方半夏泻心汤加茯苓、木香以行气健脾利水，防风以醒脾胜湿，茴香以温里散寒。二诊，加女贞子安中补肾，气滞日久必血瘀，加丹参活血化瘀。此病发病原因尚不清楚，多为先天性结肠固定点的异常造成，可能与老年人胃肠道功能紊乱，平滑肌松弛，肠蠕动功能减退有关。结肠曲综合征最突出的或可表现为顽固性便秘，还可表现为食欲下降、腹胀腹痛、恶心、精神不振等（彩图 1、彩图 2）。

59. 胁癖案三

刘某，男，62 岁，陕西省西安市人。2019 年 4 月 8 日初诊。

病史：间断右胁下疼痛 2 年余，无明显诱因间断出现，多出现于夜间 1~4 时及午后 13 时，以刺痛为主，多次在外院住院治疗，疗效欠佳。2018 年 10 月胃镜检查报告为慢性萎缩性胃炎伴急性炎；肠镜检查报告为结肠息肉，约 0.6cm×0.6cm（已治疗）；腹部彩超未见异常。矢气后可缓解，无胃脘胀痛，无反酸，与情绪无关，纳眠可，二便可。舌淡红，苔薄白，脉缓。

诊断：胁癖。

辨证：升降失调，气滞血瘀。

治法：平调升降，消癖散结，行气活血。

处方：半夏泻心汤加味。

姜半夏 10g	黄连 6g	黄芩 10g	太子参 10g
干姜 6g	枳实 12g	厚朴 10g	连翘 12g
元胡 10g	防风 10g	木香 10g	当归 15g
小茴香 6g	甘草 6g		

免煎颗粒，7 剂，日 1 剂，开水冲服，分 2 次服用。

二诊（2019 年 4 月 22 日）：右胁下疼痛减半，纳眠可，二便调。舌红，苔白，脉缓。行钡剂灌肠示：结肠肝曲局限性过度充气扩张，降结肠冗长且盘曲。于上方基础上加莱菔子 15g，12 剂，服法同前。随访疗效显著，巩固疗效。

按：患者右胁下疼痛，易考虑肝胆病变，但多次于外院住院检查及治疗，疗效欠佳，反之从肠道治疗思路取得了显著效果。患者肠腑气滞日久影响血运，不通则痛，则右胁下刺痛；"卫气昼行于阳，夜行于阴"，血得阳气运行，则多出现夜间 1~4 时及午后 13 时明显。故在半夏泻心汤基础上加枳实、厚朴下气除癖，木香、小茴香行气通滞止痛，元胡行气活血止痛，防风醒脾胜湿，当归活血润肠通便，以助气机调畅。二诊加莱菔子下气通腑，肠腑气机通畅，则诸症渐除。

中医诊断胁痞主要依据：有时病人两胁痛或胀，或仅胀不痛，有时仅痛不胀，一侧或两侧或两侧交替出现症状，随嗳气、矢气后胁下舒，则知病变在肠，不在肝胆，皆以加味半夏泻心汤治之（彩图3、彩图4）。

60. 胁痞案四

刘某，女，56岁，陕西省西安市人。2019年4月25日初诊。

病史：间断两胁下胀满4年。无明显诱因出现两胁下交替不舒，进食后腹部胀痛加重，以两胁下为主，右腰腹时有隐痛不适，伴呃逆、恶心欲吐，呃逆于矢气后明显缓解。口干、口黏腻，时有反酸、胃灼热、咽喉干痒疼痛，咳嗽、咳痰，纳食欠佳，夜休差、多梦，困乏，大便溏，日1次，排便时间长，约40min，便后不爽。舌淡红，苔白，边齿痕，脉沉缓。既往体健。曾住院治疗，查肠镜、腹部及泌尿系彩超均未见明显异常；胃镜示：食管乳头状瘤，慢性胃炎；钡餐灌肠示：结肠脾曲高于肝曲2个椎体以上，结肠的脾曲成角小于45°，脾曲、肝曲过高成角，可见横结肠呈"U"形改变，横结肠最低点降入盆腔；乙状结肠盘曲。

诊断：胁痞。

辨证：脾胃气机失调，肠腑气滞湿阻。

治法：调理升降，行气利湿。

处方：半夏泻心汤加味。

姜半夏 10g	黄连 6g	黄芩 10g	太子参 10g
干姜 6g	枳实 12g	厚朴 10g	连翘 12g
生赭石 15g	元胡 10g	木香 10g	白及 10g
煅瓦楞子 15g	桂枝 10g	地龙 10g	牛蒡子 10g
茯苓 15g	甘草 6g		

免煎颗粒，7剂，日1剂，开水冲服，分2次服用。

二诊（2019年5月6日）：两胁下胀满症状减半，进食后胃脘胀满减轻，呃逆、矢气觉舒，口干、咽痛明显减轻，纳眠可，大便畅，日1次。舌淡红，苔白，脉缓。上方加女贞子15g，丹参10g，杜仲15g，肉苁蓉20g，7剂，服法同上。

三诊（2019年5月28日）：患者偶有轻度两胁下胀满，在上方基础上继服固效，随访2个月病情平稳。

按：此病为临床常见、多发疾病，但报道较少，未引起足够重视。根据辅助检查及钡剂灌肠，可见结肠走行结构的改变，胀气的结肠刺激和压迫邻近器官出现右腰腹隐痛不适及胃食管反流症状，胁下胀满、不痛，故考虑为胁痞，而非胁痛，思路就从肝胆转移到肠道病，矢气后症状缓解，进一步考虑从肠道蠕动入手，进而在治疗上应兼顾胃肠。升降气机失调，胃气不降则呃逆、恶心欲吐；脾虚不升（升包括生和向上输布）津则口干、口黏腻；脾胃运化无力，积滞郁伏而化火，则时有泛酸、胃灼热，咽喉干痒疼痛；脾虚失运为痰，则见咳嗽、咳痰，纳食欠佳，困乏，大便溏，舌脉象。处方加味半夏泻心汤加枳实、厚朴、木香行气除痞通滞，白及、瓦楞子制酸止痛，代赭石降逆止呃，配桂枝平冲降逆，地龙、牛蒡子疏热利咽，连翘疏散伏热，牛蒡子润肠通便。二诊加杜仲补肝肾、强筋骨，女贞子安中补肾，肉苁蓉润肠通便，以助气机调畅。气滞日久必血瘀，加丹参活血化瘀。

所以首先明确人体解剖结构，掌握必要的影像学知识，明确疾病诊断；其次掌握病因病机，达到辨病、辨证论治相结合；最后不但要掌握人体生理病理理论，并且必须了解现代人日常生活习惯，有利于精准辨证（彩图5、彩图6）。

61. 胁痛案

涂某，女，44岁，陕西省西安市人。2019年10月26日初诊。

病史：诉食火锅后右胁下痛2d，伴口干口苦，眼干涩，小便可见漂浮油状物。脉缓，舌红，苔薄白。

诊断：胁痛。

辨证：气机不畅，兼肾虚。

治法：调和气机，佐以调补脾肾。

处方：半夏泻心汤加味。

姜半夏 10g	黄连 6g	黄芩 10g	党参 12g
干姜 6g	枳实 12g	厚朴 10g	白及 10g
茯苓 15g	木香 10g	鸡内金 10g	枸杞子 15g
女贞子 15g	蛇床子 10g	甘草 6g	

免煎颗粒，6 剂，日 1 剂，开水冲泡，早晚温服。

二诊（2019 年 11 月 2 日）：药后 4 剂症状消失，后因饮食不慎而复发并呕吐 1 次。化验血常规：中性 75.9%，白细胞总数正常。考虑内伤饮食，外感风寒所致，西医诊断为急性肠胃炎，后服剩余 2 剂药，今来症状已减轻，无胁痛，胃脘微有隐痛不舒，小便漂浮油渍消失。患者欲外地出差，恐病情复发，故而来求巩固治疗，于原方加吴茱萸 3g，7 剂，巩固。

按：本例常规诊断多为胃痛，但以胁痛为主，故诊胁痛。但病在胃肠，不在肝胆，故予半夏泻心汤调治胃肠气机，助运化。加木香加重行运之力，加茯苓利湿通利小便，有两重作用：一是利湿实大便，可防木香、枳实、厚朴行气过度而引起大便多，甚至稀溏；二是利小便可引补肾之女贞子、枸杞子、蛇床子入肾，故 4 剂各症消失。小便漂浮油渍的认识为 2 点：一是脾胃运化不好，湿走下焦由肾而出；二是肾虚不能固摄。本方药脾胃肾兼顾，故效果显著。

62. 腹痛案

呼某，女，62 岁，陕西省西安市人。2020 年 11 月 26 日初诊。

病史：小腹痛 20 余天。右胁部疼痛，疼痛由腹部脐右下向下直行经腹股沟延伸至大腿后，腰臀痛，并向大腿抽痛。纳可，眠差，二便调。13 年前行阑尾切除术（具体不详），既往有脂肪肝、右肾囊肿病史。辅助检查肠镜：结肠息肉（2020 年 11 月 24 日）。脉细缓，舌红，苔薄腻少黄。

诊断：腹痛、胁痛。

辨证：气机不畅，上下不调。

治法：调畅气机，寒热并用。

处方：半夏泻心汤加味。

姜半夏10g	黄连6g	黄芩10g	党参12g
干姜6g	枳实12g	厚朴10g	白及10g
连翘12g	小茴香6g	元胡10g	生代赭石15g^{（先煎）}
杜仲15g	续断15g	川芎10g	煅瓦楞子15g^{（先煎）}
甘草6g			

7剂，日1剂，水煎，早晚分服。

嘱行腰椎正侧位片。

二诊（2020年12月7日）：药后症状好转，右胁部疼痛较前减轻，阑尾腹痛向腹股沟放射痛减轻十之六七。脉缓，舌红，苔薄白。辅助检查腰椎DR示：腰椎骨质增生，腰椎侧弯。骶尾椎正侧位片未见明显异常。上方基础上加地龙10g，7剂，水煎。

按：本例是一例杂病，为2种疾病所致：一是患者疼痛由右下腹沿腹股沟至大腿后；二是其腰椎疾病所致腰腿放射痛，诊断为腹痛，病因为气机不畅，不通则痛。予半夏泻心汤加味以调畅气机升降，佐以杜仲、续断补肝肾、强筋骨，川芎活血止痛通络，小茴香行气温阳止痛，使气机通畅，气行则疼痛止，又兼顾腰痛，补益肝肾，缓解症状。二诊在原方基础上加地龙通络助气畅行，7剂自煎以巩固。腰臀痛向大腿抽痛好理解，而腹痛直下并沿着腹股沟至后臀部，这样没有神经如此走行，所以只有从中医认识比较简单直接，气机不畅，上下之气、中行之气不畅，郁而不通故痛，是以调气机运行为主治之，故见效且显，说明认识并治疗正确。

63. 腹痛（脐下横带状）案

韩某，男，63岁，陕西省西安市高陵区人。2020年8月5日初诊。

病史：诉脐下横带状（宽7～8cm）疼痛半年，活动时加重，平卧时减轻，严重时向肚脐内抽痛。于解放军空军大学西京医院胃肠镜检查、上消化道钡餐造影及其他多项检查无异常。西医查无异常，对症予质子泵抑制剂、动力剂和黏膜保护剂以及肠道菌群调节剂等治疗不效，又在他处中医治疗不效，经介绍转诊于我处。脉缓，舌红，苔薄黄腻。

诊断：腹痛。

辨证：气机不畅。

治法：调畅气机。

处方：半夏泻心汤加味。

姜半夏10g	黄连6g	黄芩10g	干姜8g
厚朴10g	白及10g	枳实12g	生赭石10g^(先煎)
连翘12g	党参12g	丹参15g	茯苓15g
元胡10g	防风10g	苍术6g	煅瓦楞子15g^(先煎)
炙甘草6g			

7剂，日1剂，水煎，早晚分服。

予中药穴位贴敷配合治疗。

二诊（2020年8月12日）：穴位贴敷后皮肤瘙痒，自行停用。药后疼痛症状未明显改善，大便时干时稀，日1次，腹痛不舒时腰部疼痛不舒。上方去苍术，加木香10g（后下），杜仲15g，续断15g。7剂，水煎服。

三诊（2020年8月26日）：脐下带状疼痛已减十之三四，大便先干后稀。方药调整为黄连6g，黄芩10g，姜半夏10g，干姜5g，厚朴10g，白及10g，枳实12g，连翘12g，党参12g，丹参15g，茯苓15g，煅瓦楞子15g，元胡10g，蛇床子10g，扁豆15g，桂枝10g，小茴香6g，细辛3g，甘草6g。免煎颗粒，7剂，开水冲泡，温服。

四诊（2020年9月2日）：因其路远，孩子在陕北工作，来院就诊无法陪同，故网上问诊。诉药已见效，疼痛已不明显，仅胃脘稍有不舒，精神好转。于上方加木香6g，细辛加至6g。免煎颗粒，14剂，开水冲泡，温服。

五诊（2020 年 9 月 21 日）：言网上诊疗，始服药有效，后服效不显，分析估计是精神因素。上方木香加至 10g，加白芍 15g。免煎颗粒，7 剂，开水冲泡服，基本同网诊，继续观察。

六诊（2020 年 9 月 30 日）：脐中抽痛已消失，脐下横带状疼痛已减十之六分，晨起口少干苦，饮食后消失，腹稍胀，肠不鸣，矢气不多。上方加鸡内金 15g，淡竹叶 10g，地龙 10g。免煎颗粒，14 剂，开水冲泡，温服，巩固。

按：本例患者，脐下横带状疼痛，西医的胃镜检查、肠镜检查、钡剂透视造影检查，以及其他的相关、不相关检查，都无异常，按神经、肌肉走向也无法解释。但患者确实疼痛，痛时有肚脐向里抽吸感，大医院多位专家无法解释，用药不效，患者治疗半年无效，思想负担较重，疑虑重重。患者虽诊断不明，若治疗有效也可，但该患者既无明确诊断，又多方治疗无效，颇为棘手。回到中医上，中医是去繁从简，极简即阴阳，在阴阳指导下，寻求其机理。上下左右阴阳也，纵横也是阴阳。气机升降运行，多以升降为主，偏之离之即不正常，即病也，本例即是。气行脐下，横行，但又不畅，不通则痛，是以治之仍以调气为主，调气之运行，调气之升降，升降有序，则横行之气将被升降之气吸行，把大中升降气机，比作纵行，对旁横之气，犹如虹吸效应一样，是以中气畅行，横行之气行之也畅，故以半夏泻心汤加味调中（大中）调气调运行，中气畅顺，横行之气亦顺。初诊后效似不显，因患者病久感觉迟钝，但考虑认识用药方向正确，是以继用。二诊后至三诊时症减十之三四。四诊因孩子工作远，未回来陪诊，在网上复诊，药基本同三诊。五诊时言前 1 周有效，后 1 周无效，分析其原因，一是因饮食、情绪等而反复，二是给孩子施压，尽量每次陪诊面诊，孩子也言其半年无效，思想负担重，近焦虑抑郁状态了。

五诊基本同四诊的网上复诊。六诊时脐下横带状疼痛已减十之六分，症状减轻已过半，精神也好转，情绪也明显好转，故网上诊后半药无效的原因即是此。

六诊即巩固，加鸡内金、淡竹叶助消化去伏火，加地龙取其走窜之性，助郁滞之气畅，14 剂巩固。一是前已有明显效果，二是国庆节放假时间长，三是孩子忙，故两周巩固。后随访，痊愈。

64. 谷胀案

徐某，女，46 岁，陕西省西安市人。2019 年 12 月 18 日初诊。

诉反复脘腹胀满 10 余年，多处治疗效不佳，2019 年 12 月 2 日入院治疗，住院号 201943997。住院各项检查：血常规、肝功、肾功、电解质、腹部 B 超、X 线片、胃镜、肠镜等结果无异常，住院治疗有效后出院。嘱其门诊坚持调治，2019 年 12 月 18 日初诊。

病史：诉脘腹胀满，进食后加重，不能收腹，晨起泛酸、嗳气频繁，口干，饮不解渴，口苦，口臭，胃部怕冷，纳差，眠差，多梦易醒，大便规律，不畅，成形，小便正常。晚上 10 时平卧测腹围 93.2cm（约 28 寸），晨起测腹围 90cm（约 27 寸），早晚体重相差 2.5kg。腹围最重（大）时 106.5cm（约 32 寸）。腹部查体：腹膨隆，按之如泥如发面，移动性浊音阴性，腹部叩诊无鼓音，双下肢无凹陷性水肿。舌暗紫，苔黄腻，脉细弱。

诊断：鼓胀（谷胀）。

辨证：寒热错杂，气机不畅。

治法：消食除满，平调寒热，调畅气机。

处方：半夏泻心汤加味。

姜半夏 10g	黄连 6g	黄芩 10g	太子参 15g
干姜 6g	白及 10g	枳实 12g	木香 10g(后下)
连翘 12g	元胡 10g	厚朴 10g	夏枯草 10g
大腹皮 15g	桂枝 10g	鸡内金 15g	茯苓 15g
生赭石 15g(先煎)			

7 剂，日 1 剂，水煎，早晚分服。

二诊（2019 年 12 月 28 日）：诉腹胀减轻，现能收腹，下午 2 时站立测腹围 93.2cm（约 28 寸），平卧腹围不足 89.9cm（约 27 寸），口干、口苦缓解，饮水正常。舌红，苔薄白，脉沉缓。于上方加白芥子 12g，7 剂，水煎服。

三诊（2020 年 1 月 4 日）：诉腹胀减，纳食增加，近两三天又感腹胀，但腹围未增加。二诊方基础上加吴茱萸 2g（气候在二九天，节气寒），7 剂。并嘱其节食。

四诊（2020 年 1 月 11 日）：诉现纳食香知味，多年食不知味，腹部较前平塌，诊时（下午 2 时）测腹围 84.9cm（约 25.5 寸），感腰困。原方加杜仲 15g，15 剂（今年春节早，1 月 25 日即正月初一，仍外出工作，节前备药巩固）。

五诊（2020 年 2 月 18 日）（电话问诊）：诉今年疫情严重，全国封城封小区，已 20 余天未活动，饮食起居不规律，精神情绪紧张焦虑等，问其感觉，尚好，腹胀未作，腹围未增，同年前，且食香、纳好，其他皆好。

按：此患者以脘腹胀满为主症，病属中医鼓胀范畴，具体属于谷胀。鼓胀病名，首见于《黄帝内经》。宋代杨士瀛《仁斋直指方》把本病称为"胀证"，并加以分类：伤于饮食者，是为谷胀；七情郁结者，是为气胀；水邪渍肠胃而溢于体肤，是为水胀；血瘀内积者，是为血胀。患者因饮食不慎而出现脘腹胀满，结合查体除外水胀、气胀、血胀，应属谷胀（更确切地说，应该是泥鼓，其胀叩之无鼓音，触之如泥如发面），证属寒热虚实错杂，气机运化失调。治疗予半夏泻心汤加味，平调寒热虚实，调畅气机。初诊再加木香、大腹皮加重行气之功，加鸡内金消食除满，加桂枝、茯苓温阳化气健脾。"怪病多痰"，故初诊加夏枯草清热散结。二诊症减，于原方加白芥子利气豁痰，行膜间气。三诊知二诊效好，纳食增多，腹胀少增，但腹围未增，86.6cm（约 26 寸），于原方加吴茱萸 2g，因时值二九天。四诊时感觉良好，无腹胀，腹围 84.9cm（约 25.5 寸），予原方巩固。2020 年突发新冠疫情，封城封小区，五诊电话咨询，症未复，腹围未增，实医患之幸也（彩图 7 ~ 彩图 10）。

65. 腹凉案

窦某，男，34 岁，陕西省榆林市定边县人。2019 年 11 月 13 日初诊。

病史：诉腹部冰凉 10 年，以少腹为主，偶有腹痛、肠鸣，矢气不多。脉沉缓，舌红，苔薄白，舌中有裂纹。追问病史，患者 10 年来无明显原因肠梗阻反复发作，每年 3～5 次，均保守治疗好转。近 4～5 年未再发生肠梗阻。2017 年行阑尾切除手术。检查报告：2006 年 3 月 2 日 X 线透视：肠管胀气；2006 年 5 月 9 日定边县医院 X 线报告：小肠梗阻，B 超：不全肠梗阻、阑尾炎；2009 年 7 月 5 日 X 线透视：不全肠梗阻；2010 年 1 月 1 日 X 线透视：肠梗阻，B 超：肠管胀气（肠梗阻？）、腹腔积液少量；2011 年 8 月 15～23 日于西安交通大学医学院第二附属医院住院治疗，出院诊断：不全肠梗阻。中医诊断：腹冷（凉）。因患者偶尔轻微腹痛，故不诊腹痛。

诊断：腹冷（凉）。

辨证：寒凝气滞。

治法：调理气机，温中暖下。

处方：半夏泻心汤加味。

姜半夏 10g	黄连 6g	黄芩 10g	干姜 5g
厚朴 10g	白及 10g	枳实 12g	连翘 12g
桂枝 10g	小茴香 6g	党参 12g	防风 10g
桃仁 10g	甘草 6g		

免煎颗粒，14 剂，日 1 剂，开水冲泡，早晚分服。

二诊（2019 年 11 月 27 日）：诉腹凉减轻十之七八，大便头干，左肩疼痛，枕部有 2cm×2cm 脱发，后项有痘痘。于上方加木香 10g，土茯苓 15g，川芎 10g，白芷 10g，仍免煎颗粒 14 剂。

三诊（2019 年 12 月 25 日）：腹凉症去十之八九，肩痛消失，后项部痘痘减少。于原方加肉豆蔻 10g，免煎颗粒 14 剂巩固。并嘱其药后若无其他不适即可停药观察，定期汇报情况。

按：本例病患 10 年，反复肠梗阻，始一年发生 3～5 次，近虽未发，心里仍恐惧，现主要表现小腹凉甚，更加重其恐，怕哪天再发生。腹凉，一般认为是脾胃肠虚寒，以前也多次以此治疗过，效果不明显，故经人介绍从陕北来诊。分析单从虚寒治不效原因，气机不畅，仅温中散寒是达不到效果的，要使其气机畅通，中焦脾胃之气方可温煦下焦肠道。故以半夏泻心汤为主加味，调其气机上下通畅，气通则气行畅，气之所至，其位必暖，再佐以桂枝温通，小茴香温下焦肠，防风疏风散寒，并疏散内寒，是以药 14 剂即大效，十去之七，后巩固 14 剂症去十之八九，再巩固，随访至今（2021年 2 月 28 日）未复发。本例体会，不可见寒即热之，调中调气机，气机畅通，温煦无处不至，前医仅温中散寒，然气机不畅，犹暖气片中憋有气体，水也不循环，待气排出了水才循环，暖气片才热的道理，气机畅，则气行无处不至，所行之处（全身）则温，本例即是，道理很简单，然实际应用时就易忽略气机的运行。中医是比类取象，古人就是这样总结的，而我们现代人也要这样做，用现代的事物等现象启发对中医的认识。在治疗基础上再佐温热之品则效果更好。

66. 腹胀兼胃痛案

王某，女，61 岁，陕西省西安市人。2019 年 11 月 21 日初诊。

病史：诉脐周疼痛，走窜，并下腹胀坠 5 年。伴胸闷气短，纳食一般，大便两三日一解，不干，成形。脉缓，舌红，苔薄白腻少黄。胃镜检查结果：慢性萎缩性胃炎（2017 年 3 月，本院）。

诊断：胃痛，腹胀。

辨证：气机不畅，寒热错杂。

治法：调理气机，寒热并用。

处方：半夏泻心汤加味。

姜半夏 10g	黄连 6g	黄芩 10g	干姜 8g
厚朴 10g	白及 10g	枳实 12g	生赭石 10g (先煎)
连翘 12g	党参 12g	木香 10g (后下)	牛蒡子 15g

川芎 10g	元胡 10g	防风 10g	煅瓦楞子 15g^(先煎)
火麻仁 20g	栝楼 15g	薤白 10g	甘草 6g

川芎 10g　　　　元胡 10g　　　　防风 10g　　　　煅瓦楞子 15g^(先煎)

火麻仁 20g　　　栝楼 15g　　　　薤白 10g　　　　甘草 6g

14 剂，日 1 剂，水煎，早晚分服。

二诊（2019 年 12 月 5 日）：诉胃痛减轻，脐周窜痛也减轻，但都还有，小腹胀及胸闷气短好转。既往有脑梗病史、心肌缺血，曾做钡剂灌肠造影检查，结果肠下垂（其述），嘱其下次带钡灌肠检查结果。上方加肉苁蓉 20g，女贞子 15g，14 剂，水煎服。

三诊（2019 年 12 月 19 日）：胃痛及脐周痛皆减，钡剂灌肠造影检查结果：低位横结肠（本院，2017 年 7 月 19 日）。上方加当归 15g，小茴香 6g，7 剂，水煎服。

四诊（2019 年 12 月 26 日）：胃痛及脐周窜痛偶有，疼痛轻微，大便畅通，日一解。于原方去肉苁蓉、栝楼、薤白，14 剂，免煎颗粒巩固。

按：本例按症状和胃镜检查结果，诊断胃痛无疑，但 2 年前按胃痛治疗效果差，当时即考虑肠道问题，故于 2017 年就已做了钡剂灌肠造影检查，显示横结肠下垂。当时的病例找不到，这次复发，故这次作为初诊也可。第三诊时言及，才忆起，嘱带原检查结果，果同。如仅按萎缩性胃炎治疗，则效果差。横结肠下垂，症状表现在腹部，实是胃肠症状叠加所致，故应胃肠同治，方可起效明显。而半夏泻心汤加味调中，调中的运化，调中的升降，兼顾于肠，是以多处治疗不效或微效，在此获效，实 2 年前曾即以胃肠并治，当时做钡剂灌肠检查即是考虑肠道问题的原因，是以好多临床疾病，并非一个，或有两三个病，应该思维放开，该诊断的一定要有诊断，久治不愈，更应该考虑有无他病，尤叠加之病。本例即是例证。

67. 便秘案

王某，男 65 岁，陕西省西安市人。2020 年 4 月 8 日初诊。

病史：诉大便不畅、难解 10 年。1~2d 一解，便质不干，能食不敢多食，食后欲大便而无。脉沉细少滑，舌红，苔薄微黄。

诊断：便秘。

辨证：气机运化不畅，腑气不通。

治法：调理气机通腑。

处方：半夏泻心汤加味。

姜半夏10g	黄连6g	黄芩10g	干姜6g
厚朴10g	枳实12g	连翘12g	党参10g
木香10g	防风10g	炙甘草6g	

免煎颗粒，7剂，日1剂，开水冲泡，早晚分服。

二诊（2020年4月15日）：诉症状较前改善，服中药4~5剂后，胃似舒展开了。大便每日1~2次，量少。近日感胃凉。脉缓，苔薄白。上方加牛蒡子15g，吴茱萸3g，小茴香6g。免煎颗粒，7剂，日1剂，早晚分服。

三诊（2020年4月29日）：诉症状较前改善，胃胀，进食多后加重，大便较前通畅，仍存不畅不尽感，1d1次，偶有不成形。偶有口干，饮食可，夜休一般。2次药后胃口开，胃脘舒畅，食欲佳，难以自控，常食多，胃又不舒。脉缓，苔薄白微黄。上方加女贞子15g，火麻仁20g。免煎颗粒，7剂，日1剂，早晚分服。

四诊（2020年5月13日）：诉胃脘不适消失，常进食过量后胃胀满。头木时耳鸣，晨起大便欠畅。脉缓，舌红，苔薄白。上方去吴茱萸、小茴香、火麻仁，加川芎10g，地龙10g，白芷10g。免煎颗粒，7剂，日1剂，早晚分服。

按：该患者能食不敢食，食后似食物存在胃里不消化，大便不畅，便秘，均由脾胃运化不力，升降失调导致。方用半夏泻心汤加味，调升降通腑气，促运化。加木香行气导滞，防风醒脾促运化。二诊加牛蒡子，肺与大肠相表里，通畅大便。又恐其寒，佐吴茱萸、小茴香，温里促肠运化。三诊药后胃口开了，控制不住多食，嘱其节食。加火麻仁润肠通便，女贞子补益肝肾。四诊原症状消失，出现头木耳鸣。方用半夏泻心汤继续调中调升降，加地龙、川芎、白芷活血化瘀，加速气机运行，清阳升，诸症皆消。纵观前后，该患者脾胃运化不力，升降失调，方用半夏泻心汤加味，调中促运化，使脾胃健运，清升浊降。在调中的基础上随证加减灵活运用，使寒热得调，升降复常，运化之力加强，诸症皆消。

68. 便秘（兼大椎穴冷）案

黄某，女，34岁，陕西省西安市人。2020年3月23日初诊。

病史：诉便秘10年，严重时曾15d不排便，经常靠开塞露辅助。后经过调理治疗，现大便1d1次，或3～4d1次，量少，不甚干，脘腹按揉时体内有水泡声。平时肚脐及大椎穴处冷，易感冒，长年处于感冒状态，容易疲劳，常感乏力。脉细缓，舌红，舌苔薄白。

诊断：便秘。

辨证：腑气不通，兼阳虚（督脉阳气不足）。

治法：调理气机通腑，佐以温通督脉阳气。

处方：半夏泻心汤加味。

姜半夏10g	黄连6g	黄芩10g	干姜8g
厚朴10g	生赭石10g	白及10g	枳实12g
连翘12g	党参12g	桂枝10g	煅瓦楞子15g
细辛6g	防风10g	木香10g	元胡10g
肉苁蓉20g	当归15g		

免煎颗粒，7剂，日1剂，开水冲泡，早晚温服。

二诊（2020年3月30日）：大便好转，日1次，大椎穴冷同前（停暖气，今年倒春寒明显，气温较常年偏低），但不易感冒了，咽喉有痰，色黄，脘腹揉搓时体内水泡音较前减轻。于上方加牛蒡子15g，14剂。

三诊（2020年5月6日）：咽喉痰少，大便好转，日一解，大椎穴冷减轻一半，已不易感冒，精神较前好转。于原方加川芎10g，葛根10g，14剂，巩固治疗。

按：患者便秘10年，并大椎穴处冷，极易感冒（长年处在感冒状态），何以选半夏泻心汤加味治之？我时常在调中，非仅限于中焦脾胃的中，而是大中，上下的中，督任二脉的中，半夏泻心汤加味调其上下的中，通调腑气，佐以桂枝、细辛的辛温升发阳气。初诊 7 剂，除大便好转外，虽大椎冷感未减（恰好正值停暖气，今年又是倒春寒，气温比往年同期要低），但不易感冒了。再 14 剂，大椎穴冷减半，精神好转，更不易感冒。平时稍凉即感冒，药后明显感觉减轻了，是调中升降大法的应用实例。

69. 便秘（兼痘疮）案

赵某，女，40 岁，陕西省西安市人。2018 年 2 月 24 日初诊。

病史：面部起痘 2 ~ 3 年余，纳可，大便 4d 一行，不畅。脉缓，舌红，苔薄白。

诊断：便秘，痘疮。

辨证：腑气不通，伏火上炎。

治法：调中通腑，佐清伏热。

处方：半夏泻心汤加味。

姜半夏 10g	黄芩 10g	黄连 5g	干姜 6g
党参 10g	枳实 12g	厚朴 10g	连翘 12g
元胡 10g	生赭石 15g	土茯苓 15g	丹参 15g
防风 10g	鸡内金 10g	火麻仁 20g	蒲公英 10g

免煎颗粒，6 剂，日 1 剂，开水冲泡，早晚温服。

二诊（2018 年 3 月 3 日）：服药后，面部痘逐渐减少，痘印色变淡，痘变小，大便日一行。守方巩固治疗，原方 14 剂继服。

按：患者每每复发于进食烧烤、火锅之后，其嗜食肥腻炙煿，积滞难消，易酿湿生热，化火化毒。此火热，表面上是湿热，实证，实则患者多有虚热伏火，湿热、实火为诱因，触动伏热伏火而为病。是以该病为患，非一次性，多长期为病，时遇诱因而加重，这点我与人们的认识有差别，再追问患者，言多有怕冷、食生冷寒凉食物易加重、受凉易泻等虚寒体质表现，而在上则往往口苦口干等伏火表现，万不可当实火论治。也是这伏火，循经上延额面，故见额面部起痘，湿热积滞胃肠，传导失司，故见便秘；胃主受纳，腐熟水谷，以通为用，以降为顺，故从脾胃论治。半夏泻心汤加味调理中焦脾胃，加蒲公英、土茯苓解毒除湿，丹参凉血消痈，防风醒脾祛湿，鸡内金健脾消食，火麻仁润肠通便。足阳明胃经，起于鼻，交頞中，旁纳太阳之脉……循颊车，上耳前，过客主人，循发际，至额颅。其支者……下膈，属胃，络脾，故循经寻找脏腑。本例即是例证。

70. 失矢案

李某，男，34 岁，陕西省西安市人。2020 年 7 月 18 日初诊。

病史：平时身体健康，无特别不舒，近半年来发生 2 次大便失禁，即突然感觉欲大便，距厕不足 5m 即排裤中，便前身体状况良好，便后无特别不舒。

诊断：失矢症。

辨证：气机升降失调。

治法：调其运化升降功能。

处方：半夏泻心汤加味。

黄连 5g	黄芩 10g	姜半夏 10g	党参 12g
干姜 8g	厚朴 10g	白及 10g	茯苓 15g
桂枝 10g	苍术 10g	小茴香 6g	甘草 6g

7 剂，日 1 剂，水煎，分早晚 2 次温服。

按：本患者平时身体状况良好，又年轻，无任何不舒服，仅半年发生 2 次失矢（屎），距厕几米居然来不及，即拉裤中。另 1 例，也年轻，大概 30 多岁，出差在宾馆床上正玩手机，突然欲便，即便床上，连下床都没有机会，更别说进卫生间了。这 2 例患者，皆年轻，平时身体健康良好，无他疾，皆突然发生，仅都诊 1 次，未复诊，不知道后还发生过否。一个过去半年，一个过去一年多，皆专门找我诊治，分析应该没有再发生。这里先不讨论疗效，仅提出有这个病的存在，所以我定为"失矢症"，矢同屎，失矢症叫起来文雅尔。从西医查也无此病，只能考虑"急重症肠道易激综合征"，中医分析认为是气机升降运化突发失常，仅仅提出，供大家参考。

再西医只要发现 1 例病例，虽无病名，就以发现者名字或形容命名，中医在这方面也应该向西医学习，有了就列新病，这种情况多了，如 20 世纪 90 年代前无胃痞，现无胁痞、胃饮等病，有了则列，并把病机辨证详列，不可以因少见而不列他证。

71. 矢气症案一

唐某，男，71 岁，陕西省西安市人。2019 年 3 月 4 日初诊。

病史：矢气日近百个，矢气热灼 20 余年。20 年前出现上症，多年来口服各种中、西药治疗，效果不显。餐后矢气明显，小腹部不适，时有进食后即欲解大便。西医曾诊断为"肠易激综合征"和"肠道菌群失调症"，予口服调节肠道菌群失调的益生菌和益生元等药物，无效。患者食纳可，口苦，口水多，眠差，入睡难，多梦，大便溏，日 2～4 次，小便正常。舌淡，苔薄黄腻，脉沉缓。辅助检查：胃镜、肠镜、钡餐均未见异常。

诊断：矢气症（中医对矢气频无明确诊断）。

辨证：寒热错杂。

治法：调理寒热，清伏热温肠胃。

处方：半夏泻心汤加味。

姜半夏 10g	黄连 6g	黄芩 10g	干姜 5g
太子参 15g	枳实 12g	厚朴 10g	白及 10g
金银花 10g	海螵蛸 15g	元胡 15g	生赭石 10g
连翘 12g	茯苓 15g	小茴香 6g	砂仁 6g
煅瓦楞子 15g			

免煎颗粒，7 剂，日 1 剂，开水冲泡，早晚温服。

二诊（2019 年 3 月 18 日）：矢气减半，口苦缓解，小腹不适缓解，仍餐后即欲排便，大便时溏，每日 2 次，小便频，余无特殊。舌淡，苔根部黄腻，脉沉缓。于上方加白扁豆 15g，诃子 15g，7 剂。

按：这例矢气多 20 余年，中西医多治无效，西医按肠道菌群失调和肠道易激综合征治疗均不效，中医各种方法用药也不效。分析该患者，口苦，苔黄腻，是有上热；食后即欲便及矢气，大便日2~4次，稀溏，脉沉缓，说明是胃肠虚寒，故辨该患者仍是上热下寒证，投半夏泻心汤，并酌症加减。小茴香、砂仁温胃肠之寒；茯苓利湿化湿，助便成形；金银花清肠中伏热（本已有连翘）。矢气时热，乃肠道寒中有伏热也，万不可投寒凉重剂，使寒者更寒，伏热永无清除之日，方中连翘、金银花二药，既清上之虚热，又清下之伏热，虚热伏热二者一也，故不必再添加他药。7剂症减半，二诊在此基础上增加扁豆、诃子，以增加收、实大便，故再7剂而愈。此例告知，辨证论治仍需上下结合，不可仅观于下而忽之上，观于上而忽之下。再者，便溏、矢气不可一味投温热之剂，矢气热灼也不可一味投寒凉之剂，需寒热并用，调合用之，故20年简单而不效的疾病获效、愈。

72. 矢气症案二

贺某，男，40岁，陕西省西安市人。2021年4月19日初诊。

病史：大便不成形1年多，日1~2次，无黏液及脓血，无腹胀腹痛，午后矢气多，数量在100个以上。脉沉缓，苔薄白。4月26日肠镜检查结果显示为直肠炎。

诊断：矢气症，泄泻。

辨证：运化失调，兼寒湿。

治法：调理运化，温中散寒，化湿。

处方：

苍术10g	黄连3g	炒薏苡仁15g	茯苓15g
白头翁10g	肉桂6g	葛根10g	诃子10g
小茴香6g	炙甘草6g		

7剂，水煎服。

二诊（2021年5月13日）：诉大便成形，稍黑，但仍日1~2次，矢气明显减少，由原来的每天100多减少到20多个。上方加仙鹤草 10g，连翘 10g，7 剂，水煎服。

三诊（2021 年 5 月 25 日）：述每天矢气 30 个左右，自觉平时心眼小，如事多，休息不好，夜晚肚子即胀，次日矢气就多。上方加黄芪 30g，砂仁 6g，肉豆蔻 10g。免煎颗粒，7 剂。因近事多且忙，还要出差，免煎颗粒方便。

四诊（2021 年 6 月 10 日）：大便成形，矢气每天 20 个左右。在前基础上加蛇床子 10g，免煎颗粒，14 剂，冲服。

五诊（2021 年 6 月 22 日）：大便成形，颜色深黄色，每天矢气 20～30 个，小腿肚出现红疹。于前方加土茯苓 15g，泽泻 10g，免煎颗粒，14 剂。

六诊（2021 年 7 月 9 日）：前段时间稳定同前，近因劳累等反弹，大便不成形，每天矢气在 50 个左右，劳累过度休息不好，则夜晚肚子胀难受。更前方，以半夏泻心汤为基础加味：黄连 6g，黄芩 10g，姜半夏 10g，干姜 8g，厚朴 10g，生赭石 10g，白及 10g，枳实 12g，连翘 12g，炙甘草 6g，党参 12g，肉豆蔻 10g，茯苓 15g，炒扁豆 15g，苍术 10g，小茴香 6g，鸡内金 15g，葛根 10g。免煎颗粒，14 剂。

按：矢气，人之常态，不可没有，但不可太多，多则难堪，临床上对这一单一症状，很少关注，西医多按肠道菌群失调对待，中医仅以胃肠虚寒对待，但无明确诊断疾病。近几年才有人关注，有的认为 20 个以下属正常，有的人认为 15 个以下为正常，目前尚无具体数据，总之，超出自己的承受范围即不正常。此例矢气每日多达 100 个，中途还述在 100～200 个之间，总之还是多，西医多考虑是肠道菌群失调引起的，患者年轻，又没有用过抗生素（消炎药），如何产生？而中医认为是脾的运化功能失调，寒湿凝滞胃肠，故多以健脾运化，温寒化湿等治疗，因诊前在好几家医院治疗过，皆以调节肠道菌群失调为主，患者用过多种益生菌，均无效才来中医调治，或到医院面诊或网诊，仍然仅用中药调理。于 2021 年 8

月 17 日回访，患者述如进热食、熟食，不喝冷饮及食水果，则矢气正常，如生活不注意，过食水果，则每天矢气 20 多个，因最近忙，欲过段时间再巩固。本例启示以下：①症状大小轻重，都应有对应的诊断，故列矢气症；②对该病的认识，不离肠，肠不离脾，脾不离运化，在此基础上进行加减变化调整治疗。

矢气症临床确有，人们都不重视，患者苦恼，这例矢气案比较全面，还有几例，都不全，故将此例加入。

73. 热淋案

孟某，女，61 岁，陕西省西安市人。2019 年 7 月 24 日初诊。

病史：诉小便时前、中、后，尿道灼痛 4 个月。平时大便干，口服通便药后缓解，尿道灼热感似减轻。食纳差，余无特殊。患者诉于西安市第一医院及第三医院查尿液常规均为阴性，皆未用抗菌药。脉细缓，舌红，苔薄少黄。

诊断：热淋。

辨证：气机郁滞，下焦郁热。

治法：调畅气机，清下焦郁热。

处方：半夏泻心汤加味。

姜半夏 10g	黄连 6g	黄芩 10g	干姜 5g
太子参 15g	枳实 12g	厚朴 10g	白及 10g
连翘 12g	鸡内金 15g	木香 10g(后下)	萹蓄 15g
茯苓 15g	瞿麦 15g	蛇床子 10g	

7 剂，日 1 剂，水煎，早晚分服。

二诊（2019 年 8 月 1 日）：药后效佳，尿道灼热感基本消失，仅夜间轻度感觉不适，食纳增。口干、目干，睡眠可，二便调。舌红，苔中灰腻，脉细缓。于上方加杏仁 10g，金银花 10g，7 剂。

按：该例患者尿道灼热，在尿前、中、后都有感觉，其症难忍，且难于启齿，遂到处求医，先后在市第一医院、市第三医院化验检查结果显示都正常，2 个医院都未予抗感染治疗（这 2 个医院的医生原则性很好，无指征不予乱用抗生素类药物），但其尿道灼热难受，求其他中医治疗，服药 70 余剂有微效但不彻底，经人介绍转诊我处。患者平素大便干，口服通便药后尿道灼热感有所缓解，考虑为胃肠运化不好，聚湿生热而移于下焦，是以调理胃肠运化，疏散郁热，佐以清热利湿止痒，初诊 7 剂症状基本消失。二诊有口干目干，原方加杏仁宣肺布津，金银花轻轻上扬，清伏热虚火，使其症状彻底消失。本例突破传统思维，小便灼热即下焦湿热，而以中气运化不畅，聚热移于下焦，以小便灼热表现为主，故仍以调畅气机上下运化，佐以利湿散热，不以过重苦寒，而以轻轻上扬之品助气机舒畅。过于苦寒，欲清湿热，然湿热不重，反而易使气机黏滞，病不易愈，前面 70 余剂中药微效不愈即是佐证。辨证论治，既要辨有无热证，还要辨热证的轻重，更要辨热证的由来，不可见灼热即投苦寒之剂，慎之慎之。

74. 涡疮（手指并指尖）案

冯某，女，29 岁，甘肃省嘉峪关市人。2018 年 11 月 19 日初诊。

病史：诉汗疱疹病史 5 年，加重 1 年余。进食后反酸明显，时有恶心欲呕，食纳尚可，无呃逆、嗳气，偶有左下腹坠胀。大便稍干，2~3d 一行，矢气频多、臭，小便正常，睡眠尚可。查其右手食指皮肤起泡，诉瘙痒明显。舌淡红，苔薄，舌边齿痕，脉沉稍滑。追问病史，患者诉 1 年前离婚，情绪欠佳。

诊断：涡疮。

辨证：脾虚运化失司。

治法：健脾化湿助运化。

处方：半夏泻心汤加味。

姜半夏 10g	黄连 6g	黄芩 10g	干姜 5g
太子参 15g	枳实 12g	厚朴 10g	白及 10g
海螵蛸 15g	连翘 12g	木香 10g	煅瓦楞子 15g
土茯苓 15g	防风 10g	火麻仁 20g	

免煎颗粒，7 剂，日 1 剂，开水冲泡，早晚分服。

二诊（2018 年 11 月 26 日）：药后症减，进食后反酸明显较前减轻，偶有恶心欲呕，大便正常，每日 1 次，小便正常，食纳欠佳，睡眠可。右手食指皮肤干燥，结痂，瘙痒不明显，但表面疼痛。脉沉缓，苔薄白。上方加女贞子 15g，侧柏叶 10g，7 剂。

三诊（2018 年 12 月 3 日）：上周一症减，周五又有泛酸，食纳欠佳，饥饿感不明显，稍食即饱。近 2d 便前稍有腹痛，泻下稀糊状便，泻后痛缓。右手食指汗疱疹加重，皮肤干裂。舌红，苔薄黄，脉缓。于上方加桂枝 10g，地龙 10g，21 剂。

按： 该患者中医、西医多处治疗不效，后经他人推荐来门诊就诊，患者虽是汗疱疹（中医病名为涡疮），结合患者有胃酸等症状，分析属脾胃运化不好，湿由中生，流于手指肌肤，应中医之脾主肌肉实四肢，当从脾胃调治。从脾胃如何调治？考虑先调其运化，选择半夏泻心汤为基础，加白及、煅瓦楞子、枳实、厚朴调虚实、寒热、升降，佐以制酸敛酸愈疡（疱疹的皮疡也可视为疡），加土茯苓、防风等助化湿利湿胜湿，初诊即见效。二诊后电话、微信等联系沟通（家在甘肃省嘉峪关市），传输照片，分析治疗效果，调整用药，前后间断治疗 3 个月左右而愈。后多次因饮食情绪等反复，皆调而愈。

75. 涡疮（双手掌）案

郭某，男，30 岁，陕西省西安市人。2019 年 5 月 6 日初诊。

病史：患者诉间断双手掌疱疹 5 年。5 年前于东北读大学期间出现双手掌及手指疱疹，间断反复发作，曾辗转东北、天津、北京多地就诊，诊断为汗疱疹，但治疗效果不佳。4 年前求治我处，予调理脾胃运化，导其湿滞而效。每次服药后可维持一两年，后因生活不注意或饮食不规律偶有发作，治疗后可好转。此次因骨折长期卧床，活动少致脾胃运化失调而复作，双手掌、手指尖部及双脚掌出现数个小疱疹，瘙痒难耐。食纳欠佳，稍有胃痞，夜休差，多梦，大便偏稀，小便正常。舌红，苔薄白，脉缓沉细。

诊断：涡疮。

辨证：中焦失运，脾虚湿盛。

治法：调畅气机，健脾利湿。

处方：半夏泻心汤加味。

姜半夏 10g	黄连 6g	黄芩 10g	太子参 12g
干姜 6g	枳实 12g	厚朴 10g	土茯苓 15g
淡豆豉 10g	防风 10g	泽泻 10g	煅龙骨 15g^{（先煎）}
鸡内金 10g	白扁豆 15g	木香 10g^{（后下）}	

14 剂，日 1 剂，水煎，早晚分服。

二诊（2019 年 5 月 29 日）：手掌疱疹已结痂、干皮，无瘙痒感，大便时有不成形，余无特殊不适。舌淡红，苔薄白，脉缓。于上方加苍术 6g，川芎 10g，伸筋草 15g，桂枝 6g，14 剂。

三诊（2019 年 6 月 19 日）：手掌、手指、脚掌疱疹基本消失，皮疹处仅余留皮肤稍硬，皮痂、皮屑已无。睡眠梦多，大便仍溏，余无特殊不适。舌淡红，苔薄白，脉细缓。于上方去木香、防风，加肉豆蔻 10g，14 剂。

按：汗疱疹属于皮肤湿疹的一种，明代称之为蚂蚁窝、涡疮。中医认为其病因主要为风邪、湿邪、热邪、血虚、虫淫几类，主要病机为脾虚湿盛，故从脾胃入手治疗，收效甚佳。4 年前诊治过，效果好，未存留病历，故以本次为初诊。此例患者因骨折卧床日久，活动量少，脾胃气机运行不畅，再者久卧伤气，更不利于中焦气机升降，致使中焦失运，水谷津液运化失常，湿流肌肉，发为汗疱疹。故予半夏泻心汤加味，先调畅中焦，恢复其升降功能。患者卧床日久，多急躁，睡眠欠佳，淡豆豉性味辛、凉，宣散郁热并除烦，配合煅龙骨安神以助睡眠；泽泻、白扁豆利水渗湿，防风有升清燥湿之性，且其性辛、甘、微温，为胃肠道之搜风剂，配合木香以行气消痞；对症加入土茯苓以解毒除湿，鸡内金以健脾消食，7 剂症减。二诊于原方加苍术以加重燥湿健脾之功；因患者骨折未愈，脾胃功能渐复，故加川芎、伸筋草活血化瘀、舒筋活络，并稍佐桂枝加强温通之力。三诊患者皮疹基本痊愈，仅余大便稀溏，故去防风、木香，加肉豆蔻以涩肠止泻。

76. 涡疮案

李某，男，34 岁，陕西省安康市人。2020 年 5 月 13 日初诊。

病史：诉胃胀痛 2～3 年，口干 4 年，每于凌晨 3 时左右因胃脘难受而醒来，坐起或走，可好转。查其右手食指中节可见约 1cm 裂口，已 3 月余。追问病史，干裂前有小水泡。大便日 2 次，伴有肠鸣。舌暗，舌红，苔薄白，脉缓。胃镜：慢性胃炎伴糜烂（2019年 4 月，安康市中心医院）。

诊断：胃痞、涡疮。

辨证：气机不畅，水湿泛溢。

治法：调畅气机，健脾祛湿。

处方：半夏泻心汤加味。

姜半夏 10g	黄芩 10g	黄连 6g	干姜 6g
党参 10g	厚朴 10g	枳实 12g	生赭石 10g
白及 10g	海螵蛸 15g	元胡 15g	连翘 12g
木香 10g	防风 10g	侧柏叶 10g	丹参 15g
土茯苓 15g	蛇床子 10g		

免煎颗粒，14 剂，日 1 剂，开水冲泡，早晚分服。

二诊（2020 年 6 月 10 日）：由于疫情等原因未按时到院复诊，故而网上问诊，诉药后效佳，胃胀痛减轻，夜间已不因胃脘不适致醒，手指裂口已修复平整，现大便不畅，肠鸣。上方去侧柏叶，加小茴香 8g，牛蒡子 10g，桂枝 6g。免煎颗粒，14 剂，开水冲泡服。

按：患者胃胀痛，口干，凌晨 3 时胃脘难受，坐起或走后可好转，为胃痞，脾胃运化不力，通降之力下降，胃排空减慢的表现。加上夜间体位平躺，胃浊上逆，可出现呃逆、烧、酸、痛等不适。此症为现代医学的胃食管反流病，坐起或走，促使胃内容物下排，所以感觉胃难受好转。脾主肌肉实四肢，脾胃运化不畅，湿浊浸淫，泛于手指，可见右手食指起水泡（前段时间）、干裂（诊时所见）。方用半夏泻心汤加味，调中促脾胃运化，加厚朴、枳实行气加强通降之力，赭石降逆，元胡行气止痛，白及生肌愈疡，海螵蛸制酸止痛，连翘清脾胃伏火，加木香行气导滞，防风化湿醒脾，侧柏叶凉血止血，因侧柏叶有生发之效引申应有凉血愈合生长之效。丹参活血，改善血运促进愈合；土茯苓、蛇床子祛湿止痒。诸药合用，运化畅，升清降浊，胃脘不适消，脾胃健运，湿邪去，食指干裂愈合，初诊而效显。后在网上问诊，诉胃好，手好，现大便不畅，肠鸣。在上方基础上去侧柏叶，加小茴香、牛蒡子、桂枝。因食指干裂已愈合，故去侧柏叶，加小茴香温肠行气。肺与大肠相表里，大便不畅加牛蒡子有通便之力，又恐其寒加桂枝相佐，14 剂即收效显著。

本方宗旨在调中，人的身体就像一个小宇宙，调中即是调整内环境使其达到阴阳平衡（彩图 11、彩图 12）。

77. 涡疮（脚）案

程某，女，21 岁，陕西省西安市人。2019 年 11 月 4 日初诊。

病史：诉 1 年多前曾因胃脘不舒、胃中紧缩感来诊，口服中药治疗后症消，此次因左脚汗疱疹来诊。观其左脚掌及脚趾可见数个散在小疱疹，瘙痒，部分色红。患者诉已于西安市第三医院皮肤科就诊排除真菌感染，诊断为汗疱疹，西医治疗效果不明显，经人介绍来诊。食纳可，睡眠正常，大便不畅，日 1~2 次，排便不尽感，小便正常。平素四肢不温，头、脸易油腻。舌淡，苔薄白，舌边齿痕，脉沉细滑。

诊断：涡疮。

辨证：寒热错杂，运化失调。

治法：寒热并用，健脾化湿，调理运化。

处方：半夏泻心汤加味。

姜半夏 10g	黄连 6g	黄芩 10g	干姜 5g
太子参 15g	枳实 12g	厚朴 10g	白及 10g
连翘 12g	土茯苓 15g	桂枝 10g	地龙 10g
防风 10g	地肤子 15g	蛇床子 10g	肉豆蔻 10g
苍术 6g			

7 剂，日 1 剂，水煎，早晚分服。

二诊（2019 年 11 月 11 日）：已无胃脘不舒，左脚疱疹基本消失，无瘙痒感。食纳可，二便调，夜休可。舌淡，苔薄白，脉细缓。效不更方，予原方 7 剂继服。

按：此例患者仍从脾胃调治。脾胃失运，中焦不化，湿热蕴蒸上熏头面，故见头脸油腻；胃通降之力不行，加之湿性黏腻，故见排便不畅；四肢不温结合其舌脉表现，乃是因脾阳不足所致。半夏泻心汤加枳实、厚朴增强通降之力，苍术燥湿健脾，连翘、防风清疏伏热，桂枝、地龙温阳通络，土茯苓、地肤子、蛇床子燥湿祛风、杀虫止痒，蛇床子又有温肾之功，以助脾阳，是以方义调中运化，脾运则健，不必非补脾健脾才可使脾胃健运，本例即是通过脾的运化而达健脾的功效，运化气机畅顺，则脾自健。脾胃健运，上下气机调畅，则上症头脸油腻、下症脚汗疱疹等皆可好转，调中即调运化，调上下气机，调虚实寒热，皆阴阳也，也正是中医治病不离阴阳的体现，非口口念道阴阳，而无从阴阳论治。（患者 2019 年 12 月去英国留学，2020 年疫情 1 年未回国，疫情期间快递停运，后快递恢复了，其母即来医院开药，方知其 1 年来未复发，本次开药为预防）。

78. 涡疮（兼酒糟鼻）案

吕某，男，35 岁，陕西省西安市人。2019 年 6 月 11 日初诊。

病史：鼻、鼻旁、脸红五六年，手指小水泡、皮屑、头皮屑多，背部皮肤粗糙不平，现已不痒（以前背部湿疹），大便稀，每日 3～4 次，无黏液及脓血。舌红，苔薄白，脉缓。曾在西安医学院附属第二医院、唐都医院、交通大学医学院附属第二医院、空军大学第一附属医院西京医院等多家医院治疗不效，曾口服维胺脂胶囊，他克莫司软膏外涂余不详，还多处中医治疗不效，正规大的中医医院不效，还去有名的私人诊所（蓝田白庙，在当地很有名，西安好多人也去，我曾路过一次，门口车辆人员众多，该村又偏离大路，打听才知道该家几代人看皮肤病，效果很好，且药价不高），具体用药不详，皆无效。

诊断：涡疮、酒糟（渣）鼻、泄泻。

辨证：寒热错杂，运化无力，水湿泛指，伏火传肺。

治法：寒热并调，助运化湿，兼清伏热。

处方：半夏泻心汤加减。

姜半夏 10g	黄连 5g	黄芩 10g	干姜 5g
党参 10g	苍术 10g	肉豆蔻 10g	葛根 10g
土茯苓 15g	诃子 10g	补骨脂 10g	炒山药 10g
连翘 12g	蛇床子 10g	甘草 6g	

7 剂，日 1 剂，水煎，早晚分服。

二诊（2019 年 6 月 15 日）：大便正常，脸、鼻红少减。于原方干姜加至 10g，并加生石膏 10g（先煎），防风 10g，7 剂，水煎服。

三诊（2019 年 6 月 19 日）：因过几天外出，故药未完提前就诊备药。大便正常，脸、鼻红继续减轻，手指皮屑较前少。方药：苍术 10g，黄连 3g，黄芩 10g，诃子 10g，防风 10g，干姜 5g，炒山药 10g，连翘 12g，柴胡 10g，葛根 10g，丹参 15g，炙甘草 6g，7 剂，煎药机煎药。

四诊（2019 年 7 月 5 日）：各症继减。于二诊方去党参、山药，加地龙 10g，炙桑白皮 12g，地肤子 15g。地龙以通络，久病入络；桑皮宣肺，肺与大肠相表里，肺胃同治；地肤子去湿止痒，7 剂，水煎服。

五诊（2019 年 7 月 11 日）：症轻，皮肤颜色基本接近正常。守方巩固，基本同四诊。

六诊（2020 年 8 月 4 日）：2020 年新冠疫情，半年多未诊，至去年年底病情改善，至今未加重，恐反复发作或加重求巩固。脉缓，舌红，苔薄白。背部皮肤色正常，比之前光滑，但较其他部位皮肤光滑度差，鼻及鼻旁、脸色已正常，手指无水泡，指及指关节皮肤色正常，几乎无皮屑痂，偶胃不舒服。仍以半夏泻心汤加减：黄连 5g，黄芩 10g，姜半夏 10g，干姜 5g，白及 10g，煅瓦楞子 15g（先煎），土茯苓 15g，丹参 15g，防风 10g，金银花 10g，厚朴 10g，丹皮 10g，甘草 6g，6 剂，水煎服。

七、八诊（2020 年 8 月 13 日、2020 年 8 月 19 日）：无症状，求巩固。上方加泽泻 10g，以利湿。嘱生活饮食多注意。

按：本例涡疮和酒糟鼻，2019 年 6 月初诊，至年前已大有好转，年后疫情，半年多未诊。近欲再巩固而又连诊几次，言该病已五六年之久，曾在西安医学院附属二医院、交通大学医学院附属第二医院、空军大学第一附属医院西京医院等多处治疗，皆无效，西药用维胺脂胶囊内服并他克莫司软膏外涂，中药不详，有正规中医医院治疗，也有有名私人诊所治疗，其中蓝田县白庙村皮肤诊所，在当地及西安周边很有名，我曾路过该诊所，当时不知道，仅看车辆及人很多，过后多方打听，家传皮肤病治疗，人们对此反应很好，亦无效。言及本次调理而愈甚是高兴，脸鼻红，见人尤其和朋友聚会不便，又不能随意进食；手指疱疹并奇痒，不自主抓搔，甚则抓破，遇事而不能专心，夜晚痒而不得眠，这么多年来，甚是痛苦。其将每次的处方拍照存留以备查看（在楼下药店帮其看，故无病历，更无电脑记录存留），遂嘱其传我并整理。药店看病，无病历记录，每次仅依症用药，有时参考前方，有时也不参考（患者未留，无从参考），但前后看方，真是行云流水，主线主病机辨证清晰，和医院工作不同，是真实反映诊治能力的好平台和好方法。至于该病，我认为，是脾胃气机不畅，运化失常，水湿泛于指而成疱疹；脾胃运化失调，伏火内生，传于肺，即肺胃郁热，现于鼻旁、鼻头及脸颊而成酒糟鼻。治疗湿疹，我仅以中医论之，依症辨证，依证用药，以中药治之，服之渐效，继服显效，长服而愈。

实则年前已病情好转，疫情半年多未服药，但也未加重，然其恐复发作，故求巩固，本也该巩固。吾凡通过调脾胃、调运化、调中气机、调升降所治之病症，多嘱患者愈后适当巩固，实乃善嘱，不治已病治未病的又一具体体现，而非空谈，以防复发（资料来源于患者拍照收留保存，整理于2020年8月23日，最后就诊是8月19日）。

79. 痛证（带状疱疹）案

雷某，男，58岁，新疆维吾尔自治区乌鲁木齐市人。2018年8月21日晚初诊。

病史：我于8月21日去新疆旅游，当日到乌鲁木齐市，朋友接待，晚上开车送回酒店，其身不自在转动，并用手揉搓，我随口问其故，其述1个月前患腰部带状疱疹，好后遗留疼痛，时抽痛如紧缩样，时刺痛如针扎，已1月余，用了好多药不见减轻好转，由于夜间车里光线不好，嘱其回家后拍照发于我，我再开药，舌红，舌苔薄白，脉缓。后结合皮肤斑痕，色已淡红。

诊断：疼痛。

辨证：营卫不和，气滞血瘀。

治法：调和营卫，透邪达表，活血通络止痛。

处方：柴胡桂枝汤加味。

柴胡 10g	白芍 15g	黄芩 10g	姜半夏 10g
桂枝 10g	防风 10g	地龙 10g	皂角刺 10g
白芷 10g	蒲公英 12g	连翘 12g	党参 10g
甘草 6g			

每剂加生姜3片同煎，每次煎20min（辛散药多，故煎时间

短），两煎混合分早晚2次温服，7剂，1周后看效果再调。

二诊（2018年9月11日）：由于与我同行的朋友是做药材的，药是从西安快递过去的，中途几天没吃，问其药后感觉，已大为好转，几乎不疼不痒不抽了，后又巩固1周，药后告知一切都好了，并发照片，其色较前淡了。

按：带状疱疹病毒具有嗜神经性，感染后可侵入感觉神经末梢，或侵犯后根神经节，因此除局部皮疹外，患者往往出现神经痛的临床症状。带状疱疹的神经痛为自发性、深在性疼痛，可表现为针刺样、刀割样、灼烧样或者电击样的疼痛，其发生与年龄密切相关，年龄越大，发生率越高，且疼痛的程度亦往往随着年龄增大而加剧。大约有半数的中老年患者在皮疹消退后，可遗留顽固性的神经痛，常持续数月甚至更久，一般疼痛超过2个月以上则称之为带状疱疹的后遗神经痛。目前对带状疱疹后遗神经痛的治疗包括局部理疗，局部涂抹麻醉止痛药，服用普瑞巴林、卡马西平、奥卡西平、加巴喷丁、多虑平等药物，但部分患者存在药物不耐受现象，部分患者对上述治疗的反应较差。剧烈的疼痛严重影响了患者的生活质量，因此还需采取更为有效安全的方式进行治疗。

近年来发现肉毒毒素可以有效缓解带状疱疹后神经痛的严重程度，明显减少止痛药物的用量。这是因为带状疱疹后神经痛的患者，疱疹局部炎性介质如降钙素相关肽、P物质、谷氨酸盐等炎症介质的释放明显增多，这些物质可以降低神经系统的疼痛阈值，从而导致痛觉敏感化的发生。而肉毒毒素可以抑制这些炎性介质的释放，从而缓解疼痛，达到治疗的作用。虽然近年来已用，但真正的临床效果还没有观察到，其副作用也没有阐述。而以前就这样用了，一是治疗后留下后遗症，二是后遗症没有什么很好的西药治疗，这是现实状况。而中医治疗，也多以清热解毒抗病毒治疗，往往也留下后遗症。总之，中西医在这点上都差不了什么。我本人秉承"即病即入络"的概念理论，20年来治疗几十例带状疱疹都没有留下后遗症（非皮肤科专业，而是在本科住院或门诊就诊过程中发生，不转他科，随即治疗者，故人数少），就是遵循我的这个"即病即入络"的理论，即在治疗初期就加入活血通络的中药，尤推地龙。《荀子·劝学》："蚓无爪牙之利，筋骨之强，上食埃土，下饮黄泉，用心一也。"地龙的通络功效堪称显著，这么多年所治之带状疱疹无一例留下后遗症。本例雷某，1月前西医已治疗，病虽愈，但留下后遗症疼痛，也同时治疗过，但无效。我观其皮损基本恢复，仅少许瘢痕，中医辨证施治处方如何入手？这可能难倒很多人，我以实际情况出发，皮里膜（肌）外，正合半表半里证，即投入柴胡桂枝汤，调和营卫，和解半表半里。转邪透表，并也可引药半表半里。在此方基础上加地龙，因考虑新疆气候较内地凉，故再加皂角刺，以加重通络之力。《黄帝内经·举痛论》："经脉流行不止、环周不休，寒气入经而稽迟……客于脉中则气不通，故卒然而痛。"后世引申"不通则痛""通则不痛"，故7剂而效。后巩固痊愈，皮损也变淡改善。此例一是体现我的"即病即入络"的认识和应用，二是体现中医的辨证思维，不可拘泥于狭隘的空间（此病不是半夏泻心汤医案，引列此案为说明"新病即入络"）。

80. 甲癣（手、足）案

王某，女，39岁，陕西省延安市吴起县人。2019年6月12日初诊。

病史：诉双手指甲及双足趾甲甲板裂纹，萎缩、变薄、褪色2年多，曾多次中、西医就诊，当地予补钙和维生素等皆不效。曾于2019年4月2日在西京医院诊治，诊断扁平苔藓，予醋酸泼尼松、醋酸钙胶囊、地塞米松乳膏，内服加外用联合用药2个月，无效，经他人介绍来就诊。除手足甲甲板改变外，纳食正常，二便正常，睡眠正常，仅经行时易乏困无力，月经周期、时间及量正常。舌红，舌苔薄白，脉沉细，关脉尤弱。

诊断：甲癣。

辨证：肝气虚。

治法：补肝气。

处方：

陈皮 10g	炒白术 15g	厚朴 10g	防风 10g
桂枝 10g	细辛 6g	生姜 6g	杜仲 15g
葛根 10g	砂仁 6g	地龙 10g	甘草 6g

免煎颗粒，21 剂，日 1 剂，开水冲泡，早晚温服。

二诊（2019 年 7 月 17 日）：仔细观察并对比上次图片，有轻微改善，并诉既往有偏头痛史。于前方加川芎 10g，白芷 10g，肉桂 10g，熟地黄 15g，女贞子 15g，21 剂。

三诊（2019 年 8 月 21 日）：人未来，让亲戚专程前来取药，传来照片显示，指甲及趾甲明显好转，因路途遥远，故让亲戚取药，原方 21 剂，巩固疗效。

按：中医的思维在病，而不在证，各科中医教材也反映出来，多按西医什么病，对应中医什么病，再对应几个证，如此辨证施治已几十年了。就此病言，手足甲癣，能对应什么证？能否对应肝气虚？我看目前估计没有人能如此辨之。所以对一个病的认识，西医就是西医，中医就是中医，西医可鉴之借之，不可依之赖（据）之，中医辨证论治就要拿出中医的思维，如此方可辨精辨准，而后才有效，否则，西医无效你也无效，他人无效，你也无效。值得每个人重新思考辨证论治这一最最基本的问题。本例病在指甲及趾甲，肝者，将军之官，其华在爪甲；再依脉，当辨为肝气虚，其气不充盈末梢指甲，故补肝气之不足，肝气旺盛则气行爪甲而病愈。再者，五脏六腑皆有气血阴阳，不可拘泥于"肝为刚脏"，"肝常有余，阴常不足"的认识，依症辨证，本人对肝气虚、肝阳虚的认识已有 30 余年了，大学毕业论文即论述肝气虚，发表于《陕西中医学院学报》1986 年第四期。

81. 甲癣（手）案

杨某，男，13 岁，甘肃省庆阳市人，学生。2018 年 7 月 20 日初诊。

病史：诉双手多个指甲甲板中前横裂发白，呈条状，纳食正常，睡眠正常，仅大便偏干，一两日1次。交大一附院检查血常规、肝肾功能、微量元素等都正常，不知道如何处方用药，辗转介绍过来中医治疗。舌红，苔薄白，脉沉细关弱，考虑肝气虚。

诊断：甲癣。

辨证：肝气虚。

治法：补肝气。

处方：

白术 15g	陈皮 10g	防风 10g	厚朴 10g
当归 15g	白芍 15g	茯苓 15g	枸杞 10g
山药 10g	连翘 12g	黄芪 30g	桂枝 10g
生姜 5g	细辛 3g	枳实 10g	炙甘草 6g

免煎颗粒，21剂，每日1剂，开水冲泡，早晚温服。

二诊（2018年11月23日）：因路远，又是学生，无法及时复诊。观指甲横白条印明显改善，已淡化，和周边指甲色接近。于原方细辛加重到6g，并加鸡内金10g，21剂。

三诊（2019年7月15日）：指甲横纹消失，色泽正常，故半年多未再诊，近放假有时间，今随家人来诊巩固。上方加葛根10g，地龙8g，21剂，巩固。

按：该患者年仅13岁，多个指甲甲板出现横条白色，在当地诊治不效，转诊西安交通大学医学院第一附属医院，检查血象、肝肾功能、微量元素等皆正常，西医用药无从下手，故其医转介我院我处调治。询问患者无不舒，纳食正常，仅大便稍干，余再无他感，直入主题，肝者，其华在爪，诊其脉沉细，关脉弱，自然考虑肝气虚，其爪不华，也就是指甲的营养不足，中医称之为肝气虚，其气不达指甲末梢，故补肝健脾益气，21剂即见效，分析以前治疗为何不效？仅健脾益气，而未补肝，甘温补脾，辛温补肝，故在健脾益气方基础上加辛温的桂枝、生姜、细辛。因小孩仅 13 岁，所以细辛始仅用 3g，二诊时即加重至 6g。两诊后指甲色泽恢复正常，又过半年多三诊，寻求巩固，再于前方加葛根升提阳气，地龙通络，以达更进一步彻底解决。后一年多再未来诊，中途联系询问，皆正常，未再复作（此案非半夏泻心汤医案，此案为肝气虚案，说明肝并非"肝常有余，阴常不足"，实有肝气虚、肝阳虚证。对应后面学术思想肝气虚，列入增加借鉴）。

82. 狐蟊案

张某，男，30 岁，陕西省西安市人。2017 年 8 月 17 日初诊。

病史：口腔反复溃烂（疡）、阴部溃疡，他院按白塞氏综合征治疗 3 个月不效，转诊我处。口腔溃疡 3 个，阴部溃疡 4 个（龟头 2 个、阴茎 1 个、阴囊 1 个），纳差，大便干燥不畅，每日 1 次，阴囊潮湿并痒。舌苔白厚腻，脉缓。

诊断：狐蟊病。

辨证：寒热错杂，气机不畅，兼伏火。

治法：寒热并用，调理气机，佐以消食通腑清伏火。

处方：半夏泻心汤加味。

姜半夏 10g	黄连 6g	黄芩 10g	干姜 8g
厚朴 10g	白及 10g	枳实 12g	生赭石 10g(先煎)
连翘 12g	党参 12g	丹参 15g	土茯苓 15g
炒芡实 15g	元胡 10g	侧柏叶 10g	煅瓦楞子 15g(先煎)
鸡内金 15g	木香 10g(后下)	炙甘草 6g	金蝉花虫草 6g(另煎)

7 剂，日 1 剂，水煎，早晚温服。

二诊（2017 年 8 月 25 日）：述口腔溃疡和阴部溃疡已好，精神状态也好转。上方加女贞子 15g，7 剂，煎取汁温服。

按：本例是 2017 年的病历，是学生的同学，病历丢了（好了也就没有留存），是打电话追问其情况总结的，所以没有脉象，舌苔腻少黄，是根据当时病情、患者补述以及我的印象（这种病少，故记忆深刻）。另一个病人，女性，50多岁，应该是2016年的，当时是阴唇内侧溃疡和口腔溃疡，描述性生活时尤为痛苦，好了也没收集病历，因名字记不住，所以无法总结。本例是学生的同学，电话联系追问的，但就诊时间和药物是在电脑上查出来的，是真实的。从本例愈后分析，按寒热错杂、气机不畅，兼伏热论治，是对的，经常这样治疗口腔溃疡，想着对口腔溃疡有效，应该对阴部溃疡也有效，用后果然好，1周愈。临床上也经常见报道他人有以泻心汤治疗狐蚤病的。狐蚤病是以咽喉、口腔、眼及外阴溃烂为主症，精神恍惚不安等为主要表现的疾病，传统认为狐蚤病是一种与肝脾肾湿热内蕴有关的口、眼、肛或外阴溃烂，并有神经反应的综合征，相当于现代医学的白塞氏综合征。狐蚤病首次记载于《金匮要略·百合狐蚤阴阳毒病脉证治第三》："狐蚤之为病，状如伤寒，默默欲眠，目不得闭，卧起不安，蚀于喉为蚤，蚀于阴为狐，不欲饮食，恶闻食臭，其面乍赤、乍黑、乍白，蚀于上部则声喝，甘草泻心汤主之。"我常以半夏泻心汤治疗脾胃病和内科杂病，以寒热错杂兼脾胃伏火论治，用之效果都很好。分析本例在其他医院治疗3个月不愈，在此1周基本愈合，当时让学生拍照留资料，学生给他同学打电话说明情况，不料对方告已愈。二诊时确实已愈，故二诊巩固1周未再治疗。或许是病该愈了，或许是中药特效。列入，供参考。

83. 噩梦并遗精案

呼某，男，77岁，工作地址青海省西宁市，家住陕西省榆林市清涧县，于2020年4月1日住院，住院号202005458，于2020年4月14日出院。

病史：以胃胀痛10年加重2周收住，并腹凉怕冷，大便不畅，两三天1次，胃镜检查结果是慢性胃炎，肠镜检查结果是慢性结肠炎（青海省西宁市）。舌暗红，苔薄黄，脉沉缓。

诊断：胃痛，便秘。

辨证：寒热错杂，气机不畅。

治法：寒热并用，调畅气机。

处方：半夏泻心汤加味。

姜半夏 10g	黄连 6g	黄芩 10g	干姜 8g
厚朴 10g	生赭石 10g$^{(先煎)}$	白及 10g	枳实 12g
连翘 12g	党参 12g	丹参 15g	煅瓦楞子 15g$^{(先煎)}$
元胡 10g	栝楼 15g	火麻仁 20g	炙甘草 6g

4 剂，煎药机煎药，早晚各 1 袋（150ml），温服。

4 月 7 日查房，叙述多年噩梦，犹如墙倒屋塌被压，甚是恐惧，并遗精，几乎每 2 周 1 次，这 2 个症状甚是苦恼，人又不花心，年龄又大，还这么遗精，身体疲惫不堪，于原方加入肉桂 6g，生地黄 15g，栀子 10g，牛蒡子 10g。3 剂，煎药机煎药，早晚各 1 袋。

4 月 10 日早查房，言梦明显少了，恶性程度也减轻了，难得睡了两天好觉。

4 月 14 日出院，带药 1 周，嘱服完后门诊再巩固。

按：这是本书医案中第 2 例住院患者，因考虑住院患者都用西药（包括针剂），所以医案都是门诊患者。本例虽是住院患者，但西药针剂是针对胃病治疗，本例总结不是胃病，而是噩梦与遗精（补充诊断）。患者噩梦惊吓，多是墙倒屋塌被压之类，或掉进深沟之类，甚恐，多年治疗不效；再就是遗精，每 2 周左右遗 1 次，也甚是苦恼。分析考虑是心肾不交，相火妄动，故于治疗胃病半夏泻心汤基础方再加肉桂，即含交泰丸方义。加生地一是本有便秘，二是还可加重交泰功效，栀子清心除烦，共同安神，是以药后噩梦明显减少，且程度减轻。至于遗精，后续观察。14d 出院后，又在门诊开方 1 次，7 剂。后再未诊，于 2020 年年底随访 2 次，都说好了，说有时间了再来诊治巩固。因其工作在青海省西宁市，老家在陕北榆林市清涧县，两地都有家，退休了，两地居住，且离医院都远，不便。待其再诊了当面了解详细询问后整理。2021 年 3 月 25

日，因春节期间饮食不规律导致胃病复发而住院，住院号为202109653。详细询问去年效果，全面告之，故总结。患者并叙，自去年噩梦和遗精好了，人也精神了，还于去年即 2020 年 9 月在孩子的陪同下，去北京等地旅游，精神尚可支持。本例是本书医案中第 2 例住院患者，故录。住院病例，治疗上可以说都是中西医结合治疗，且用了针对性治疗的西药，如胃炎、胃溃疡用了质子泵抑制剂治疗、感染性肺炎用了抗生素治疗等，所以住院病例不能算是中医治疗医案，所以不能录用。

五、相关学术思想与用药经验

（一）辨病辨证还是辨症辨证

自辨病辨证提出并实施后，对于教学和初学者来说，易学，易懂，易掌握。但随着临床实践的不断深入，疾病并非按病归证，经常遇到有病难归证，甚至有悖于病的证。我多年来时常在思考，中医是辨病辨证，还是辨症辨证？中医的提高是遵循辨症辨证，还是继续辨病辨证？西医的病很多，提出也快，只要以前没有的，仅发现 1 例也可列为病，而中医依附于西医的病，中医的病又少之又少，发展远远不及。仅以胃炎为例，我们上大学时（1981 年）的教科书仅有胃痛，到我工作临床实践时，发现好多病人不痛，而仅是胀，当时（1986 年大学毕业）我就诊断胃痞，但不符合诊治规范，幸后中医立胃痞病。另一个例为胁痛，临床上常见这类病，然很多的病人，不痛，仅胀，或左或右，或左右交替，如以胁痛辨，则不离肝胆气机，实不效；如以胁痞辨，则病属脏腑都变，应当归属肠腑，后面另设胁痞专论。还有一例曹某患者，在 2 家三级甲等医院（中医）住院治疗（住院号：0001855411，201514577），一是睡眠障碍，中医诊断不寐，辨证肝郁脾虚，二是在另一家医院住院诊断高血压，中医诊断头痛，辨证肝阳上亢。因这个病人来我处就诊他病，带有 2 个医院的复印资料，脉细弱，舌淡红，苔薄白，面㿠白无华。我想，即使有不寐（睡眠障碍）、头痛（高血压）也辨不到肝郁脾虚和肝阳上亢两证，这都是三级甲等中医医院脑病科的住院患者，这能够说明问题的，更要我们重新审视、重新思考辨病论治，还是辨症辨证论治的核心问题。多年来，没有人在此思考，不断的诊治规范仍在继续实施辨病论治，不能说不好，但对中医的实践影响很大，明明不是这证，甚至超出，更甚至背其证，但确实结合病机病证，这又如何是好？对中医的发展有着重要的意义，是以，我再论重提，以引起人们的关注重视，不失中医之本。本即辨症辨证，辨证论治。如若失之，则中医危也。怪不得有人说，西医能治的病中医也能治了，西医治不了的病中医也治不了，别人有效，你才有效，别人没效的你也没效。要向别人无效我有效、西医无效中医有效的高境界发展，这就意味着要我们仍沿用传统的辨症辨证、辨证论治思维，认识疾病、探索疾病，辨症辨证，辨证论治，才是中医的广阔天地。

（二）辨证论治与辨证施治之一方治多病探究

中医界存在一种现象，即一方治疗多病，历代的名中医这方面的例子很多。前辈叶锦文先生的小柴胡汤应用 60 余年（我 1985 年实习跟随叶老时，其年龄已 80 岁了），即多用小柴胡汤治疗临床各科病症，就使人考虑中医的辨证论治这个问题，是辨症论治，还是辨证论治？自实习以来以及日后工作 30 余年都在思考这一问题，下面就谈谈我对这个问题的看法。

所谓的证，都是人为而定，是你的判断标准而定，这些都是教科书式的教育，没错，始学应该认真地学习，不要怀疑其他，辨证论治是中医的精髓。但为何有的名老中医善用一方而治多病，且效果还很理想，这就要探究名老中医的认病和用药的思维，我在这方面也有应用，半夏泻心汤一用就是 30 多年，不单治疗脾胃病，还可治疗内科杂病等，所以也时时在思考这一问题，下面就谈一谈体悟，体悟比体会更深一层次，是体会之后的升华，故用体悟一词。

我20年前的跟师毕业论文就谈到了这点，当时以强力银翘片为例，为何治风热感冒的药四季都可以应用，且都效好？我经常在树下矗立，并非发呆，而是看树身和树干（大的枝干），枝干可以认为是中医的辨证分型的证，树身可以认为是总证，分型治疗是作用于枝干，是治疗分型的证，一方治疗多病，是作用于树身，治疗病的总证，树叶可看作是病位病症，二者作用部位不同，都可达到治疗树叶病位病症的目的，故都有效。

但经常有这种现象，治疗一个病，自己用了这个方子没效，到别人用了这个方子就有效了。这就是对总证的把握如何，运用如何，犹杨露禅能把拳打到京城无敌手，号称"杨无敌"，而后人犹今之人，练杨式太极拳的人处处皆是，与之比如何？大家都清楚，当今的中医用方犹如杨式太极拳之差并没有异，这说明一个问题，方子看谁在用、如何用，以及精专细磨程度。

中医之方，古有10000多（李时珍《本草纲目》收录12000多条方子），犹如拳架，每种套拳架式都有百十招式（招势），一个高手真正能用到家的也就几招几势，而致对方于死地的更是一招半势，武界有郭云深"半步崩拳打天下"即是例子。中医同也，一方用熟用活用好用精也治疗多病，且效还好。教学老师和刚毕业的学生，是一方一病地用，往往无效，这就是区别与差异，但这不反对教学之初衷，这就更应精专细研每一方，从中找到治病的精髓，再加减演变，适合当今之病。

（三）胁癖论

我曾在中国中华中医脾胃病分会（20世纪90年代）的论文中，即谈到了胁癖，至今未引起重视。我在临床上常用，还指导研究生毕业论文选题做过这个题目，是以对该病的认识早也。

胁者，腋下至肋骨尽处，中医认为肝布两胁，故传统的认识，胁之病，属肝胆。然肠行胁下，即横结肠行于肝脾胁下，本症当属传统医学"息积""腹痛"或"脾旁大肠积气症"范畴。历代医家对其病因病机及诊疗认识尚未统一，但大多认同病位在大肠，与脾胃肠肝胆密切相关。基本病因有外邪侵袭、饮食不节、情志不调、腑气不畅（比通更恰当）等；病机属肠道气滞证，气滞大多属实邪，但气虚失运亦可导致。气滞导致相应部位的胀满或疼痛，气滞则血运不畅，津液输布不调，严重时痰瘀等病理产物胶结。故名为"胁痞"，以"胁"定病位，以"痞"言状态，但须突破传统"胁下痞硬""胁痛"病名束缚，虽在胁肋部，病位不在肝胆。根据历代中医经典医籍的记载及大量的临床实践，认为"胁痞"病机为脾胃肠气机失调，升降失常，导致浊阴不降，肠腑气滞，升降失调，治疗以调理升降、通腑行气为主。以经方半夏泻心汤为基础的院内制剂"萎胃冲剂"是本人经过反复研究、临床实践，通过动物实验，证明对萎缩性胃炎（属胃痞范畴）有良好的治疗作用，并可促进胃肠蠕动，对胃肠道功能具有双向调节的作用。依此推而演之，并在半夏泻心汤基础上重新加减变化，可以治疗胁痞。首先明确疾病，才能做到有的放矢；同时不但要掌握肠道疾病的内在特点，而且要重视疾病的系统性及独特的发展规律；强调辨症辨证为主，结合病位辨证，与辨体质相结合。应用加味半夏泻心汤治疗该病，主要从促进胃肠运动功能，进而改善肠道内环境，发挥了双向调节作用，临床取得了良好的疗效。

结肠曲综合征（胁痞）认识：

结肠曲综合征（flexure syndrome，FS）是指结肠的脾（肝）曲由于局限性充气扩张而造成腹胀、腹痛等的一组临床症候群，又称结肠脾（肝）曲综合征，是一种常见病、多发病，目前尚未引起足够关注。此病病因及发病机制主要涉及：①先天性结肠发育不全，以及后天胃肠蠕动功能的减退；②胃肠功能紊乱；③与结肠局部气体张力有关；④肠易激综合征；⑤与胃肠道激素有关；⑥肠道菌群失调。现比较公认的 FS 主要病因、发病机制为：①先天性结肠发育不全，后天胃肠蠕动功能的减退；②胃肠功能紊乱。该病发病其实并不少见，但至今对其及其临床意义尚缺乏认识，常规检查无明显异常发现，故临床报道本病较少，临床诊断常易误诊及漏诊，腹平片为主要诊断依据，钡剂灌肠可明确诊断。此外，对症治疗大多可获得短期疗效，故更加容易被临床医师忽视。临床至今尚无特效疗法，分别为一般治疗、药物治疗及手术治疗，可使大多数病人获得一定疗效，但远期疗效欠佳，复发率较高。

西医诊断标准：

参考《中华影像医学·消化道卷（第3版）》《江绍基胃肠病学（第2版）》《肠道病学》《消化内科综合征（第2版）》等资料：

1）临床表现

症状复杂，主要表现为阵发性上腹部疼痛，以肝脾区为主，疼痛性质不一，以胀痛多见，疼痛程度与胀气程度常一致，并可向附近放射，每次发作持续时间不定，排气或排便后缓解。精神紧张，受凉劳累，饮食不节等均可诱发。根据结肠的变动和压迫脏器情况，分成5型，即肝下型、胃上型、膈下型、脾下型、胃后型。如胀气之结肠压迫邻近器官，出现不同的临床症候群：压迫胆囊可有胆囊炎表现，压迫肝脏可有肝炎表现，压迫胃部可有胃炎、溃疡病等表现。特别说明：①膈下型：胀气的结肠脾曲压迫膈肌，表现为左下胸及左上腹胀痛不适；②胃后型：胀气的结肠脾曲伸向胃小弯内侧、后方，导致胃、左肾及胰受压，出现饱胀、嗳气、腹痛等症状；若左肾受压可有左侧腰痛，压迫膈肌腹痛可引起心前区疼痛，状似心绞痛，称为胃-结肠-心脏综合征，此为神经反射所致。

2）体征

发作时脾（肝）区有肠积气征象，叩诊呈鼓音，局部轻微压痛，无腹肌紧张及反跳痛，可能触到胀气的结肠。

3）结肠镜检查

通过较困难或者不能通过，可发现较明显的结肠曲段充血水肿，或可见点片状糜烂。

4）影像学标准

（1）腹平片：结肠肝曲或脾曲部位有大量气体聚积，症状缓解后气体消失，或见膈下间位结肠。

（2）X线钡剂灌肠造影（诊断金标准）：

A. 肝曲或脾曲成角比较小，以＜45°为界限，以结肠肠管的轴相成角为计。

B. 肝曲或脾曲迂曲、扭转，系肠过长及反向成角呈纹丝状，灌肠时钡剂通过困难或需加压。

C. 横结肠冗长、迂曲，造成肝脾曲成角过小，呈"U"状，中段降至盆腔内是常见的表现。

D. 立位观察可见脾曲成角不改变，活动度较小，多数小于1个椎体；或者结肠脾曲过高、成角狭小或扭转，左半结肠缩小而右半结肠扩张，结肠脾曲高于结肠肝曲2个椎体以上（成人约7cm）视为脾曲过高；脾曲升降肠管间仅有狭长间隙甚至相贴。

E. 排除其他器质性疾病。

这方面的医案很多，可参照医案来理解胁痞。

（四）脾胃伏火论

脾胃病多虚弱，或虚实兼杂，临床上十之八九有口干、口苦、口臭、口涩、口黏、口咸等症状，西医目前认为是焦虑忧郁症的感知异常。非也非也，难道脾胃病人十之八九都是焦虑忧郁症吗？中医传统认为是肝胆有热，因五行五味配伍，将口苦配肝胆，所以长期以来都把口苦认为是肝胆有热，或挟胃火上泛，但临床上应多责之脾胃伏火，不但对口苦，对口干、口臭、口涩、口黏等都迎刃而解，并对复发性口腔溃疡也可解释，临床应用30多年，效果显著，伏火（食火、阴火）贯穿慢性脾胃病始终。下面是指导研究生并与之写的论文。

"脾胃伏火"理论出自李东垣的《脾胃论》与《小儿药证直诀》，前者创伏火之名，后者创治伏火之方，如泻黄散。《医方考》

云："脾家伏火，唇口干燥者，泻黄散主之。"其含义与今所言"脾胃伏火"基本一致。谈到伏火，金元时期李东垣认为：脾胃虚弱，升降失常，清阳不升，浊阴不降，郁伏中焦，"伏火"产生，运用甘温除热法。清代郑钦安认为：伏火为脾土之虚致使元阳外越产生虚火，虚火即为伏火、阴火，故提出补土伏火法。

根据多年临床经验认为，伏火即为虚火、食火，脾易虚寒而胃易实热，饮食失节或外感六淫、情志不畅，伤及脾胃，脾胃虚弱，故脾胃不健，运化无权，升降转枢失利，则脾之清阳不升，郁伏于内而生脾火；脾不升清而致胃气不降，则胃火内生，火郁伏于脾胃，谓之"脾胃伏火"。饮食不慎引发的脾胃伏火居多，饮食因素中多以嗜食辛辣、酒肉肥甘为主。《黄帝内经》云"少火生气""壮火食气"。若脾胃素健，则饮食化为气血、津液以营养周身；若脾胃不健，脾不运化，胃不降浊，中焦气机失利，久郁生热，又遇饮食不节而成食火证；脾胃虚弱，湿邪内生，食火内郁日久，结而为痰饮，故成"伏火"。"伏火"致病以慢性迁延，病程缠绵，时轻时重，反复发作为特点。

传统观点认为，口苦为肝气热并胆汁外泄，指出了胆热、肝热是形成口苦的主要病因，胆汁上溢是口苦形成的主要病机。后世医家遵《黄帝内经》之旨，在论及口苦时多从热论治，多认为口苦为肝胆犯胃，故多以清肝利胆之法，历代医家惯用龙胆泻肝汤化裁以治疗口苦。而口苦是由于脾胃运化失常引发虚火上浮，脾不升清，胃不降浊，脾胃浊气上泛于口而成，故多用半夏泻心汤以复其脾升胃降之机，使脾胃正常运化，中焦气机调畅，进一步宣散伏火，达到虚火潜、浊气降之效。即脾胃伏火自敛，脾升胃降浊自除。临床上脾胃伏火多见于口干、口苦、口臭、复发性口疮、唇疮、小儿消化不良、口中多涎等病症。而脾胃伏火引起的口苦，或口苦而淡，或口渴而不思饮食，或渴亦不多饮，或口苦而咸涩多涎，或口多清水，其舌苔多见白滑、微白腻，或白腻灰黄色，舌质偏淡或淡白胖嫩，边多齿痕。

老师强调由伏火引发的口苦，在治疗时切忌大剂苦寒清解，而宜升散宣泄，所谓"火郁发之"，在调畅中焦脾升胃降气机的前提下多采用轻清上扬之品以散伏火。脾胃伏火重在升散脾胃气机，促进饮食运化，保证腑气通畅，食化便通则无形之伏火无以寓藏。治伏火不求速效、迅速控制症状，而重在消除伏火积热，防止复发。药多用防风、升麻、葛根、连翘、金银花、淡竹叶等，很少单独使用黄连、栀子、大黄、石膏等苦寒直折或攻下之品。"伏火"本属无形，但常常和有形之邪相合。与食相合者当配麦芽、莱菔子、鸡内金；与痰相合者当配半夏、贝母、栝楼；与血相合者当配桃仁、川芎；与大便互结者当配大黄、火麻仁、肉苁蓉；与水饮互结者当配茯苓、薏苡仁等；还可加牛膝、肉桂引火归原。如若多种病邪相互兼夹，则又当多种药物相互配伍。

医案

姜某，女，50 岁。2015 年 8 月 16 日初诊。

患者形体丰腴，口苦 2 年，时轻时重，饮食不慎即明显，伴口干，时有胃脘痞闷不适，食纳差，晨起即感口中黏腻不爽，大便质黏。舌淡，苔腻，脉沉细。中医诊断：口苦。病机：脾虚失运、虚火上犯。治则：健脾胃，清伏火。处方：半夏泻心汤化裁。药物组成：黄连 6g，干姜 6g，黄芩 10g，姜半夏 10g，太子参 15g，枳实 15g，厚朴 10g，煅瓦楞子 15g（先煎），连翘 10g，防风 10g，木香 10g（后下），茯苓 15g，莱菔子 10g。7 剂，水煎分服，每日 1 剂。2015 年 8 月 23 日二诊：口苦减轻三分，口干、口中黏腻、大便质黏减轻五分，纳差减轻三分，胃脘痞闷不适消失。加金银花 10g，淡竹叶 10g，葛根 10g，牛膝 10g。7 剂。2015 年 8 月 30 日三诊：口苦减轻八分，其余无不适，上方巩固。

按：本案患者形体丰腴，口苦时轻时重，饮食不慎即明显，考虑患者饮食失节，损伤脾胃，脾失健运，津液无法上乘，胃火无以下降。口干口苦，当为脾胃有伏火，脾开窍于口，伏火上蒸于口，则口苦、口干；脾湿日久多为痰，故晨起即感口中黏腻不爽，大便质黏；脾胃腐熟功能下降，即纳差；舌淡，苔腻，脉细数为脾虚失运、虚火上犯之象；无烦躁、大便秘结、舌红脉数等症，知非实火。老师以半夏泻心汤化裁治之。方中黄连配干姜辛开苦降，清胃火暖脾土，大寒大热相佐制；黄芩配半夏清热化痰，莱菔子、瓦楞子消食化痰，枳实、厚朴消痞除满，使胃肠气机通降下行以降浊阴；连翘既散结以助消积，又清解食积所生之热。正如王旭高云："盖脾胃伏火，宜徐而泻却，非比实火当急泻也。"即为伏火，当发之，用防风取其发散之功，可升清胜湿；木香、茯苓醒脾化湿，行气化湿，湿化痰自消，既可振奋脾气，又可助防风升散脾胃伏火；太子参、甘草健脾气，调和诸药。二诊在初诊基础上，脾胃运化功能逐渐恢复，加金银花、淡竹叶轻清上扬之品宣散伏火，用牛膝引火归原走下焦。脾胃伏火慢性迁延，故服上方巩固治疗。

体会

老师认为学习中医，要根据临床实践总结经验、推陈致新，切不可局限于惯性思维。口苦，不再限于肝胆热，现代人的生活水平提高了，多饮食不节，疏于运动，脾胃运化功能逐渐下降，没有单纯的寒热虚实，常多虚实、寒热错杂。

（五）"新病即病即入络"，并非仅"久病入络"

中医有"久病入络"理论，但临床上还有很多病即病即已入络，最有代表性的是带状疱疹，很多人病后留有后遗症：疼痛。本人在门诊、病房治疗中遇到该病几十例，逐即治之，无一例留有后遗症，就是遵循"新病即病即入络"的认识，在早期治疗过程中即加通经络之地龙等。

类似的疾病较多，如三叉神经痛、中风（脑梗血栓、脑出血）等，都存在防变，变症在于络脉畅通与否，只有在开始即认识到了，治疗上兼顾了，变症就少或无，病不至于很快加重、恶化，后遗症就少甚无。而防止络脉不畅，就是早期的认识到位，治疗上兼顾，有无皆要兼治，不要等有了才治，是对的，但晚了，这就是时机"早"，即《黄帝内经》中《素问·四气调神大论》"不治已病治未病"的思想体现，《黄帝内经》中《素问·举痛论》强调"不通则痛"，故治当"通则不痛"，温可助通，犹暖气的循环，温度不够则不循环一样，中医本即讲气行则血行理论，故可佐以桂枝或其他的温经药以助通之功。

（六）梦及睡眠

《黄帝内经·灵枢·淫邪发梦》："黄帝曰：愿闻淫邪泮衍奈何？岐伯曰：正邪从外袭内，而未有定舍，反淫于脏，不得定处，与营卫俱行，而与魂魄飞扬，使人卧不得安而喜梦；气淫于腑，则有余于外，不足于内；气淫于脏，则有余于内，不足于外。"这是《黄帝内经》对梦的认识。此外，《黄帝内经·素问·脉要精微论》和《黄帝内经·素问·方盛衰论》也对发梦有所论及。梦其因多，简要概括起来主要有以下几种：日有所思，夜有所梦，一也；心肾不交，二也；相火妄动，三也；胃不和，卧不安而梦，四也；体虚魂魄不归五也；等等。梦有虚实、阴阳，归属有五脏，属性有金、木、水、火、土五行，一夜多个梦，分属多个脏，病机多端，相互兼有，故有梦难治、眠易治之说。吾时时思之、解之、析之。西医梦学代表弗洛伊德，对梦有其解释，即梦是性的骚动，这点可归中医之相火妄动。至于相火妄动，自古认识不一，有肝、肾、三焦之火，我认为是肝肾二火相加而为之，此点后有专论。

在脾胃病门诊临证中，兼有睡眠障碍和梦者多也，多虚实兼杂，一部分仅调脾胃虚弱、寒热多会改善。不改善者加肉桂、茯神、煅龙骨，肉桂与半夏泻心汤中的黄连即交泰方义；茯神、龙骨配合，效果显著。至于有相火妄动者，加白芍、生地黄、当归、牛膝和营血，引火归原，有调相火之作用。几乎不用酸枣仁（临床医生十之八九遇眠差者首选），因胃肠不好，胃中有炎症糜烂，胃酸本就高，再用酸枣仁，使其更高，胃更难受，岂能睡眠？这点大部分医者在用药时，只注重了药的功效，忽略了中药还有四性五味，实乃现实。在此仅谈及脾胃病与梦和睡眠，至于其他原因则另有别论。

（七）防风在脾胃病中的应用

防风为伞形科多年生草本植物防风的根。味辛、甘，微温，归膀胱、肺、脾经。《中药学》将其归属在解表药下，我在脾胃病的临床应用中善用防风，将其功效主要体现在4个方面，分别是：①解表；②胜湿；③助运；④醒脾。

现将本人对于防风在脾胃病中的临证应用经验总结如下：

1）疏风解表

防风辛温发散，气味俱升，功善疗风。《医学启源》云："味甘纯阳，太阳经本药也。"在脾胃病中用于内伤生冷，而外感风寒或风热而出现的脘痞腹泻、恶风、头痛、头晕、发热、骨节疼痛、咳嗽、鼻塞咽干等症。其中，外感风寒常配伍荆芥、细辛、白芷、葛根，外感风热常配伍金银花、黄芩、连翘。

2）胜湿

北方七八月炎热，下雨后天很快热起来即又潮湿，此时如有风吹，即感身体轻爽，这是外风去湿。中医是脏象学说，往往外在的事物可引用到内在，将风可祛湿引入内在胜湿，故时常在脾胃病中引入防风胜湿功效。"病痰饮者当以温药和之。"防风味辛，性微温，能胜湿止泻，用于泻痢飧泄、肠风下血、头晕身重、苔腻等症。常配伍苍术、茯苓，共奏胜湿、健脾、止泻之功。

3）助运（胃肠动力作用）

《汤液本草》："足阳明胃、足太阴脾二经之行经药。"用于胃脘痞满、腹胀、便秘，常配伍陈皮、木香、厚朴、枳实等药物行气助运、导滞。药效学研究表明，防风有胃肠动力作用和止泻作用。

4）醒脾

脾胃病中常见各种原因导致的脾胃虚弱、升降失常、运纳失司而出现的食积纳差，不思饮食，虽多用助消食开胃的药，但效果有时并不见效，这时就要醒脾。传统的醒脾药有防风、砂仁、佩兰等辛温芳香之品，以醒脾化湿，启胃消滞。我常用防风，有时加砂仁、鸡内金等，临床效果明显。

（八）桂枝在脾胃病中的临证应用

桂枝是樟科植物肉桂的干燥嫩枝，其性味甘，辛、温，归心、膀胱、肺经，具有发汗解肌、温通经脉、平冲降逆、助阳化气之效。《本经疏证》指出："桂枝之用其道有六，和营、通阳、利水、下气、行瘀、补中。"中药教材将桂枝列为解表药之中，然而在实际临床中，桂枝的作用不单单只是解表作用，其通过不同配伍，广泛运用于各科疾病的治疗。

本文就桂枝在脾胃病中的典型应用总结如下。

1）温中散寒补虚

桂枝是仲景应用最广泛的药物之一。桂枝与温里药配伍，可温中散寒，如小建中汤。仲景在温中建中的方里配伍桂枝，意在取桂枝补中益气，温阳散寒之效。我在诊病过程中，擅用桂枝治疗一系列脾胃病症，比如治疗脾胃虚寒导致的胃痛等，我用主方配伍桂枝、黄芪、细辛等温里药物温中补虚，散寒止痛。

2）平冲降逆止呃

"发汗后，烧针令其汗，针处被寒，核起而赤者，必发奔豚，气从小腹上至心，灸其核上各一壮，与桂枝加桂汤主之。"众所周知，桂枝加桂汤温通心阳，平冲降逆，可治疗奔豚气。在脾胃病中，将久治不愈的呃逆归结为奔豚变证，认为是寒气上逆，在治疗上一般为半夏泻心汤加味，再配伍桂枝、茯苓温阳降冲，条畅中焦气机升降，可取得较好疗效。

3）行气化瘀通络

在脾胃病中，胃痛的病机不外乎"不通则痛，不荣则痛"，所以在辨证中要分清虚实。在治疗瘀血胃痛时，擅用桂枝活血行气，条畅脾胃气机，气行则血行，血行则痛止。久病多瘀，瘀不在血，而始在气，气机不畅，则血行瘀滞。故治疗瘀血胃痛时，常运用半夏泻心汤加味，并加桂枝、元胡行气化瘀以止痛，或桂枝、地龙配伍通络止痛，使气血脉络通畅则胃痛止。

4）升阳益气止泻

在临床中，长期的慢性泄泻很常见，多以湿热或寒湿论治。久泄则中气下陷，在治疗慢性泄泻寒湿型时，常用苍术、黄连、炒山药、炒白术、炒薏仁、补骨脂、桂枝、黄芪、肉桂、甘草为主方，方中桂枝、肉桂同用，肉桂走里，桂枝走表，气药得辛温效更好；再配伍葛根，桂枝得葛根则升阳益气更佳，使"脾主升清"的功能恢复，则泄泻止。

5）温阳化饮

桂枝有温阳利水、温阳化饮的功效，在脾胃病中，脾胃虚弱，运化无力，水湿停留，聚于胃肠成饮，很明显的就是胃饮病。胃中水鸣、水气泡声、肠鸣噜噜等，当以温阳化饮，选桂枝、茯苓。一般不配白术，因白术虽为健脾要药，但易滞，而慢性脾胃病多虚，时间久，除有水饮外，还多兼气滞、血瘀等，白术可改用黄芪，气行则水行，水行饮自化，这是个人的观点，供参考。

在临床中脾胃病多为慢性病，久病则气血不足，久病则成瘀，而在脾胃病中运用桂枝可补中益气，温阳散寒，平冲降逆，行气化瘀通络，亦可升阳益气止泻。一味桂枝上通下达，带动全身之阳，通过不同配伍，广泛运用于脾胃病治疗之中。

（九）大枣：甘温补脾与甘者滞脾碍胃

胃喜润，脾喜燥，燥湿相合，构成了脾胃的主要特征。临床上常用甘温补脾，脾喜甘温，《脾胃论》云"甘温以补其中而升阳"，甘温可补脾气脾阳不足，适用于元气下陷之症。补中益气汤、升阳益胃汤等，均用甘温之品，临床上常用的四君子汤、六君子汤也均以甘温为主。若脾阴不足则忌甘温而宜甘淡。《黄帝内经》云："欲令脾实，气无滞饱，无久坐，食无太酸，无食一切生物，宜甘宜淡。"甘淡可补脾阴，常用如益胃汤等。然古之病，单纯，人体强健，非今之人所比，今之病，多气滞、湿滞等，而甘者《素问·奇病论》云："肥者令人内热，甘者令人中满。"所以，在脾胃病的应用中，既要甘温补脾，又要防甘者令人中满（滞脾碍胃）。

大枣作为最常用的甘品，仅以我的生活圈（陕西西安）为例说明，大枣有陕北的狗头大枣，关中有渭南市大荔县的枣、阎良的湘枣、咸阳市彬州市（原是县）的彬州枣（长、大），以及周边省份的山西祁县枣、甘肃省张掖的枣（小）、新疆大圆枣（特甜）等，我们药房（也是全国药房）的大枣一般不可能标明产地，这是事实，你用大枣，是用什么大枣？没人知之，也没人问之。枣的产地不同，甜度不同，功效当然不同。

临床上经常有人食了甜食甜品，如大枣、香蕉、橘子、梨、甜点、面包等，胃病复发，并口黏，就是甘者滞脾碍胃，影响了脾胃的运化功能，运化不及（乏力）所致。所以我在临床上几乎不用大枣。前人云：以古方治今病不适宜也，我们选方用药，要在前方基础上加减，切合实际，切合当今之病状、病机。至于用之，可侧重甘温之温，中医又有焦香入胃，故治疗脾胃病的药，多是炒用，这样可去甘之甜而留甘之味及甘之性温，且易入胃。大枣炒后用，入药保健皆可，我在 2018 年首届医生节，在中国经济日报创刊的"中经名医汇"栏目上的节目中就谈到了大枣炒用的道理和用法。目前保健也好，药用也好，很少炒用，所以经常遇到食大枣胃病复发来就诊的，也有经常方对而不效甚加重的，过来仅去大枣后即效者，这就是矛与盾的关系，用好了是好的疗效，用不好了就适得其反。一个东西，这样用是好的，那样用就不好，这要我们把握量与度，以及如何用（炒与不炒、饭前饭后等）。

（十）肝气虚

朱丹溪有"肝常有余，阴常不足"的论述，所以临床上多认为肝气肝阳易于上亢上炎，而肝阴即肝血肝阴易于亏损，教科书也是这样写的，然实际上五脏六腑都有阴阳气血的亢盛与不足，我在

1986 年的大学毕业论文中就谈到肝气虚、肝阳虚，并发表于《陕西中医学院学报》1986 年第四期（当时一年就四期），在这方面应用 30 余年了，在此不多叙述，有兴趣的可以参考资料学习。

跋

"中者，正道也。"我所述之"中"，非简单的脾胃之中、中焦之中、狭义之"中"，狭义之中（传统之中）理解为一位置，即脾胃中焦。我理解的"中"，是广义之"中"，一是位置，非简单的中焦脾胃，还可认为是上下贯穿的中；二是上下运行的状态，犹如拳之三线，中医也有三线，中即是也。中者，五行金木水火土之土者中也，五方东南西北中以及左青龙右白虎上玄武下朱雀中麒麟（一说黄龙）之中也，都是平面意义上的中。而上下左右前后中的"中"是立体的"中"。中国的儒、释、道、拳、医皆讲中，而儒家的中庸，庸非"庸俗"意，乃"中"也。"中庸"至少有3层含义。一是"中和之用"。二是"中正不移"。三是"无过无不及"。

我还从字解"庸"，广字大厦天地，里面是用中，故中庸也是讲中，并非俗也；佛家，出手即搭中，其意中也，并包含很多"中"的意义；道家，"道法自然"，首先应断句，"道、法、自然"，这样才能更好理解，遵道守自然规律，不左不右，不前不后，不上不下，求其自然，中正不偏，中也；拳家，尤内家拳之太极拳，更讲守中用中，左顾右盼，前照后照，护上护下，这个"中"更有意义，是立体的"中"。儒、释、道、拳、医，其理本相通，而我讲的"中"，更像拳学之中，是立体的，中的运行，可顾及带动前后左右上下，不显示调治他病他处而治之。脾胃气，不单单行于胃中，行于中焦，它还行于上下周身，如是脾胃气运行即上下，旁及左右也，中的运行状态。这是30多年的应用，近几年的体悟，是吾愚质，方才豁然明白。

然有诽吾就用一方等等，岂知吾在用方还是在用法？岂知调法之妙哉？岂知调中之大哉？岂知广义的中哉？岂知半夏泻心汤加味演化后之神奇哉？岂知半夏泻心汤仅治寒热错杂证哉？有常在治甲病而不治的乙病症随之也愈，实乃调法之神显，犹拳架有百招，一个人练就制人之招也就一招两势（式）而已。依中守中，依脾胃中土为基础，演而广之"中"，脾胃中也。中焦（非简单之脾胃）中也，上下中也，升降中也，督任二脉中也，西医近年来提出的脑肠轴的概念（肠是人的第二大脑），脾（胃肠）主思虑（脑），中医先贤早已认识到了脾与脑的关系，在此可帮助理解广义的"中"的认识，调理气机升降，调理寒热，调理虚实，调理阴阳。半夏泻心汤在这一理论指导下应用于此，在治疗方法上非汗、吐、下、温、和、清、消、补八法所能详概，应突破八法而另列"调法"，似更恰当，更具其价值。调虚实、调寒热、调升降、调表里、调上下，而调中，是调法最重要的体验，将中往开用、往大用、往上下用、往深用、往广用……这样就不拘泥于中焦，最终认识到何为"中"，何为广义的"中"，越用越活，越用越好用，越用效越显著。这是我在此方面应用30余年的体悟。我不做参考引证，因调（中大）法的思想思维目前尚无他人言之，故无从引证，仅叙清阐明，理解者即同道中人也。本人质朴文浅，本医案是第一辑，如有同仁文言精练，欲续编辑者，本人提供医案，实乃吾之幸也。

万强

2021 年 9 月

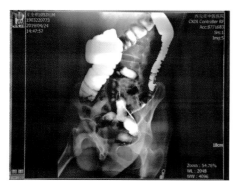

彩图 1　钡剂灌肠造影

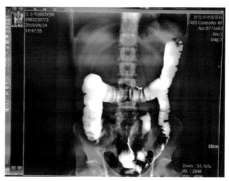

彩图 2　钡剂灌肠造影

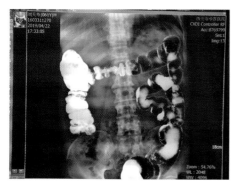

彩图 3　钡剂灌肠造影

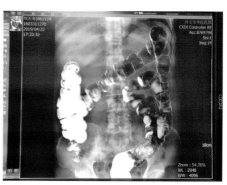

彩图 4　钡剂灌肠造影

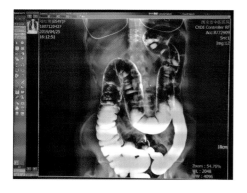

彩图 5　钡剂灌肠造影

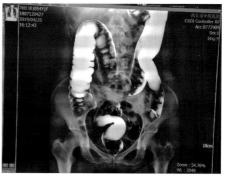

彩图 6　钡剂灌肠造影

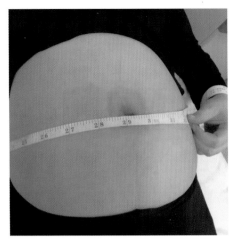

彩图 7　治疗前

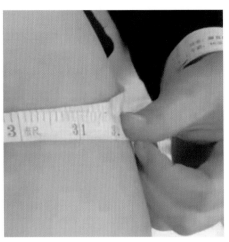

彩图 8　治疗前

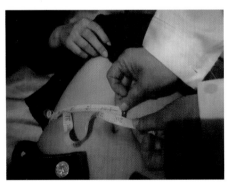

彩图 9　治疗后

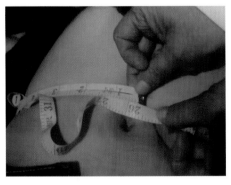

彩图 10　治疗后

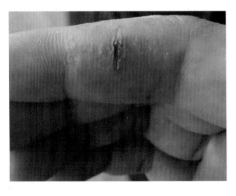

彩图 11　治疗前

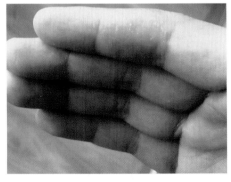

彩图 12　治疗后